北京协和医院内分泌专家**肖新华教授**力作

糖尿病

早知早治 200问

肖新华 ———— 编著

北京协和医院内分泌科主任医师、教授、博士生导师
中华医学会糖尿病学分会营养学组组长

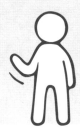

中国轻工业出版社

图书在版编目（CIP）数据

糖尿病早知早治 200 问 / 肖新华编著 . —北京：中国
轻工业出版社，2023.7

ISBN 978-7-5184-4257-7

Ⅰ.①糖… Ⅱ.①肖… Ⅲ.①糖尿病—防治—问题解答
Ⅳ.①R587.1-44

中国国家版本馆 CIP 数据核字（2023）第 016089 号

责任编辑：程　莹　　责任终审：高惠京　　整体设计：悦然生活
策划编辑：付　佳　　责任校对：晋　洁　　责任监印：张　可

出版发行：中国轻工业出版社（北京东长安街 6 号，邮编：100740）
印　　刷：艺堂印刷（天津）有限公司
经　　销：各地新华书店
版　　次：2023 年 7 月第 1 版第 1 次印刷
开　　本：710×1000　1/16　印张：12
字　　数：180 千字
书　　号：ISBN 978-7-5184-4257-7　定价：49.80 元
邮购电话：010-65241695
发行电话：010-85119835　传真：85113293
网　　址：http://www.chlip.com.cn
Email：club@chlip.com.cn
如发现图书残缺请与我社邮购联系调换
221298S2X101ZBW

每 100 个中国人约有 10 个患有糖尿病，剩余的人中近一半是糖尿病的"后备军"！糖尿病本身并不可怕，可怕的是糖尿病并发症。一旦发生并发症，"糖友"的生活质量将大幅度下降，严重的可能会威胁生命。

我在内分泌科工作已 30 余年，接诊了许许多多的糖尿病患者，疑惑的、紧张的、无所谓的、放纵的……这些情况都在提醒我，老百姓对血糖控制的认识有待提高，糖尿病健康科普工作任重而道远。

得了糖尿病还能吃糖吗？糖尿病是不是会遗传？我这么胖，是不是得了糖尿病？我都没有症状为什么要吃药？……患者的问题很多，问题的重复度也很高，门诊的时间却非常有限，《糖尿病早知早治 200 问》这本书对我平时在门诊没有时间详细回答的问题做出了解答。

本书采用问答形式，对糖尿病患者最关切的 200 个常见问题进行解答，对糖尿病的预防、治疗、饮食、运动、体重管理、自我监测及用药等进行了详细介绍，针对性强，便于查找，适合糖尿病患者及其家属阅读。

全书配有音频，扫一下就能听，解放双眼，随时随地掌握糖尿病干货。本书采用了大字号，读起来也不觉得累，特别适合浅阅读时代。

希望每一位"糖友"都能活出质量，活出自己的精彩！

肖新华

第一章 **诊断篇**

我真的得了糖尿病吗?

第二章 **饮食篇**

得了糖尿病就得挨饿吗?

第三章　**运动篇**

怎么运动能更好地控制血糖？

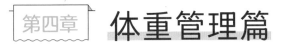

第四章　体重管理篇

管理好体重，使血糖更平稳

第五章 自我监测篇

怎样自测血糖更准确？

第六章 **用药篇**

必须得用药吗？如何调整用药？

并发症篇

怎么判断自己得了并发症？

第八章 特殊人群篇

儿童、妊娠期、老年糖尿病患者如何调养？

第一章

诊断篇

我真的得了糖尿病吗？

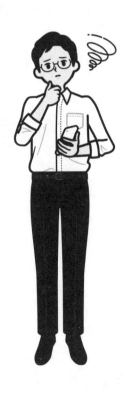

一图读懂本章要点

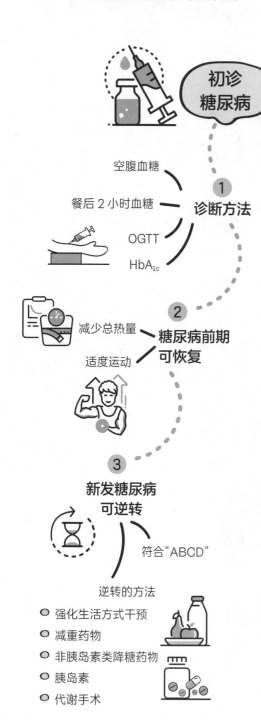

初诊
糖尿病

空腹血糖
餐后 2 小时血糖
OGTT
HbA$_{1c}$

① 诊断方法

减少总热量
适度运动

**② 糖尿病前期
可恢复**

**③ 新发糖尿病
可逆转**

符合"ABCD"

逆转的方法
- 强化生活方式干预
- 减重药物
- 非胰岛素类降糖药物
- 胰岛素
- 代谢手术

**④ 瘦人得的糖尿病不一定
都是 1 型糖尿病**

**⑤ 2 型糖尿病不传染，
有一定遗传倾向**

⑥ 血糖控制目标不一样

应综合考虑

年龄	病程
预期寿命	病情

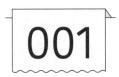

001

这是糖尿病
还是糖尿病前期？

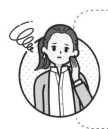

"医生，我今天测空腹血糖是 6.8 毫摩 / 升，而昨天测空腹血糖是 7.3 毫摩 / 升，这是糖尿病还是糖尿病前期？"

一两次的空腹血糖检测结果不能证明，最好多次检测来确认。

这是一个关于糖尿病诊断的问题。就空腹血糖来说，如果没有糖尿病症状，需要2次检测空腹血糖大于7.0毫摩/升才可以诊断为糖尿病。所以，该病友可以进行餐后血糖检测或进行OGTT（口服葡萄糖耐量试验）进一步诊断。糖尿病对餐后2小时血糖的诊断切点为11.1毫摩/升。OGTT2小时血糖介于7.8~11.1毫摩/升，为葡萄糖耐量减低，属于糖尿病前期的范畴。糖尿病前期还包括空腹血糖受损，即空腹血糖介于6.1~7.0毫摩/升。

大家可参考《中国 2 型糖尿病防治指南（2020 年版）》来判定自己是否为糖尿病。

糖代谢状态分类

糖代谢状态		空腹血糖 （毫摩 / 升）	餐后 2 小时血糖 （毫摩 / 升）
正常血糖		< 6.1	< 7.8
糖尿病前期	空腹血糖受损	≥ 6.1，< 7.0	< 7.8
	糖耐量减低	< 7.0	≥ 7.8，< 11.1
糖尿病		≥ 7.0	≥ 11.1

注：空腹血糖正常参考范围下限通常为 3.9 毫摩 / 升。

糖尿病的诊断标准

诊断标准	静脉血浆葡萄糖或 HbA_{1c} （糖化血红蛋白）水平
典型糖尿病症状	—
加上随机血糖	≥ 11.1 毫摩 / 升
或加上空腹血糖	≥ 7.0 毫摩 / 升
或加上 OGTT 2 小时血糖	≥ 11.1 毫摩 / 升
或加上 HbA_{1c}	≥ 6.5%
无糖尿病典型症状者，需改日复查确认	

注：典型糖尿病症状包括烦渴多饮、多尿、多食、不明原因体重下降。随机血糖指不考虑上次用餐时间，一天中任意时间的血糖，不能用来诊断空腹血糖受损或糖耐量减低。空腹状态指至少 8 小时没有摄入热量。

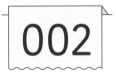

诊断为糖尿病前期，血糖真的可以恢复到正常水平吗？

扫一扫，听音频

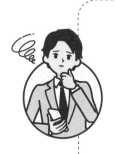

"医生，我是一名互联网的运营人员，单位组织体检发现体重超标，空腹血糖 6.8 毫摩 / 升，餐后 2 小时血糖 9.2 毫摩 / 升，血压 140/95 毫米汞柱，总胆固醇偏高，中度脂肪肝，我的血糖还可以恢复到正常水平吗？"

经过 3~6 个月的科学饮食和运动，体重减轻约 5%，大多数糖尿病前期人群的血糖是可以恢复到正常水平的。

目前来看，这是糖调节受损了，加上体重超标、中度脂肪肝，血糖、血压、胆固醇都偏高，一定要引起重视。

糖尿病前期包括空腹血糖受损（IFG）、糖耐量减低（IGT）和糖调节受损（IFG+IGT）。及时发现糖尿病前期人群并对其进行干预是预防或延缓糖尿病发生的关键。

国际上大量的研究显示，生活方式干预能明显地降低糖尿病前期进展为糖尿病的风险。

建议采取下面的措施进行干预。

1. 养成积极健康的生活方式，适当控制饮食、加强锻炼、戒烟戒酒、控制体重等。饮食管理是防治的基础，要做到合理饮食，保持粗杂粮、细粮及荤素的合理搭配，多食蔬菜，少食高热量食物，避免高脂肪饮食。运动不可少，每周最好运动 5 次，一周至少保证累积 150 分钟的运动时间。

2. 积极治疗高尿酸血症、血脂异常等其他代谢性疾病。

3. 必要时可开始药物干预。如果生活方式干预效果不够理想，可以在医生指导下考虑药物干预。

4. 保持健康、年轻的心态，有助于预防糖尿病。

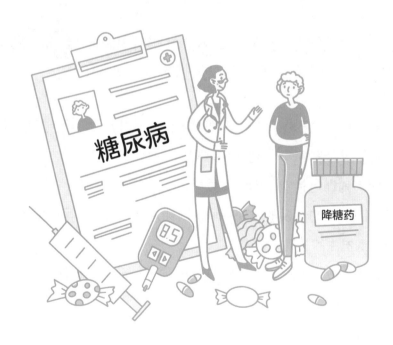

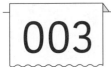

新发糖尿病可以逆转吗？

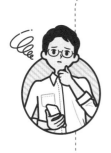

"医生，我的体检结果出来了，我今年53岁，身高165厘米，体重68千克，空腹血糖8.19毫摩/升，餐后血糖16毫摩/升，糖化血红蛋白7.8%，初诊为2型糖尿病，我很紧张也很迷茫。网上说新发糖尿病可以逆转，是真的吗？我该怎么做才能逆转？"

部分符合"ABCD"逆转条件的新发糖尿病患者经过规范治疗可以逆转。

传统的观念认为，患了2型糖尿病就得终身吃药、打针、控制饮食、适当运动，要治疗一辈子。近年来，随着2型糖尿病疾病谱的改变和循证医学证据的不断积累，这一认识正在逐渐改变。

《缓解2型糖尿病中国专家共识》认为，通过生活方式、药物治疗和代谢手术干预，可使已经发生的高血糖逆转并停留在正常水平，即2型糖尿病得到缓解。2021年，美国糖尿病协会建议将患者停用降糖药物至少3个月后，$HbA_{1c} < 6.5\%$作为缓解的标准。

新发糖尿病逆转的必要条件： ABCD

A Antibody 抗体、Age 年龄
谷氨酸脱羧酶抗体阴性；年龄较小

有些人体内会有一些抗体，这些抗体有可能攻击胰腺，让胰岛 β 细胞受到损害，而谷氨酸脱羧酶抗体是里面最重要的一种。如果体内没有对抗胰岛 β 细胞的抗体，这类人的新发糖尿病相对容易逆转或者缓解。另外，越年轻的患者，逆转可能性越大。相对来说，40 岁以下的患者，逆转可能性更大。

- -

B BMI（体质指数）= 体重（千克）÷ 身高的平方（米^2）
BMI ≥ 25 千克 / 米^2（或男性腰围 > 90 厘米，女性腰围 > 85 厘米）

BMI 的数值越大，越容易逆转。越是肥胖的 2 型糖尿病患者，越容易通过生活方式的干预来优化体重，使得血糖得到更好的控制。

- -

C C 肽水平、Complication review 并发症评估
空腹 C 肽 ≥ 1.1 纳克 / 毫升，餐后 2 小时 C 肽 ≥ 2.5 纳克 / 毫升；并发症较少

C 肽水平是表明内源性胰岛素水平的重要标志。C 肽水平高说明内源性胰岛素分泌能力好。胰岛素是最主要的控糖物质，内源性胰岛素分泌能力越好，越有可能逆转或缓解新发糖尿病。并发症少的患者，逆转可能性更大。

- -

D

Duration 病程、Drug 用药情况

患糖尿病的病程 ≤ 5 年；用药较少

病程越短、用药越少，逆转或缓解的可能性越大。但这不是定数，还要根据患者的综合情况来进行评判。通常，血糖异常的时间越短越容易逆转。

缓解 2 型糖尿病的方法

1. 强化生活方式干预。可以将饮食营养治疗与运动治疗相结合。

2. 减重药物。对于 BMI ≥ 27 千克 / 米^2 的 2 型糖尿病患者，如果强化生活方式干预后无法达到理想体重，可遵医嘱短暂（12 ~ 24 周）应用奥利司他来减轻和维持体重、缓解病情。

3. 非胰岛素类降糖药物。对于糖化血红蛋白不达标且强化生活方式干预措施未有效落实的 2 型糖尿病患者，短期（8 ~ 12 周）辅助应用具有显著改善体重的非胰岛素类降糖药物（如艾塞那肽、司美格鲁肽、二甲双胍等）联合治疗，有助于缓解 2 型糖尿病。

4. 胰岛素。对于糖化血红蛋白 ≥ 10%、空腹血糖 ≥ 11.1 毫摩 / 升的 2 型糖尿病患者，短期（2 周）辅助应用胰岛素强化治疗，有助于缓解 2 型糖尿病。

5. 代谢手术。对于 BMI ≥ 32.5 千克 / 米^2 的 2 型糖尿病患者，如药物等治疗措施不能显著改善体重和代谢紊乱，可考虑采用代谢手术缓解 2 型糖尿病。

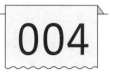 **004** 自测血糖偏高就能诊断
为糖尿病并自行用药吗?

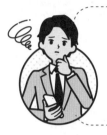

"医生,我测餐后 2 小时的指尖血糖,发现血糖飙升到了 11.3 毫摩 / 升,会是糖尿病吗?我家里亲戚也有糖尿病,可以参考他的用药来自行用药吗?"

家用血糖仪的检测结果不能作为最终的诊断依据。每个人的病情不同,不能参考别人的用药来自行用药。

家用血糖仪检测的是指尖血糖,可以帮助糖尿病患者判断日常血糖是否达标,但不能作为糖尿病的诊断依据。

诊断糖尿病时,需要在医院做口服 75 克葡萄糖耐量试验,其中主要测定的是空腹血糖和服用 75 克葡萄糖 2 小时后的静脉血糖。

如果之前没有做过糖尿病诊断,用家用血糖仪检测到血糖升高到 11.3 毫摩 / 升,虽然不能确定患有糖尿病,但至少也提示血糖出现了异常,有患上糖尿病的风险,建议到内分泌科去诊断是否患有糖尿病。

糖尿病分为很多临床类型,不同类型糖尿病的发病机制、用药有各自的特点,适合别人的药物不一定适合自己。因此,在测出血糖偏高时,一方面要注意改善生活方式,另一方面要去医院进行相关检查,由内分泌专科医生确认是否患有糖尿病,一旦确诊,还应判断糖尿病的类型,选择合适的药物进行个体化治疗。

005 瘦人得的糖尿病都是 1 型糖尿病吗？

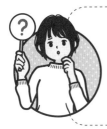

"医生，我从小就瘦，今年 27 岁，163 厘米，48 千克，为什么也会得糖尿病？像我这样的都是 1 型糖尿病吗？"

不一定。

肥胖者患糖尿病的概率确实更大，尤其是腹型肥胖者，但这并不绝对。

如果瘦人有其他糖尿病的危险因素也一样可能患糖尿病，而且患糖尿病的瘦人不在少数。预防糖尿病，人人有责，无论胖瘦。

下面这些瘦人患糖尿病的风险更高一些。

有糖尿病家族史的人。

向心性肥胖的人。

有巨大儿生产史的女性。

此外，身体偏瘦的人并不是只得 1 型糖尿病。1 型糖尿病患者胰岛功能发生障碍导致体内的胰岛素分泌不足，身体消耗比较大，所以会越来越瘦。不过有的患者得了 2 型糖尿病，身体同样偏瘦。所以，不能单凭身体肥胖与否来确诊是什么类型的糖尿病。

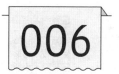

006 2 型糖尿病会遗传吗？

有一定遗传倾向。

　　如果父母有一方患糖尿病，子女得糖尿病的概率会比父母双方都没有糖尿病的人高。母亲患有糖尿病的人相比父亲患有糖尿病的人，得糖尿病的概率更高。如果父母都患有糖尿病，子女得糖尿病的概率会很高。但即使父母都患有糖尿病，子女若能注意饮食、控制体重、适当运动，并非一定会得糖尿病。

007 糖尿病会传染吗？

不传染。

　　糖尿病是与遗传有关的一种生活方式疾病，目前认为它不是传染病。换言之，糖尿病患者的亲朋好友并不会因为与患者的接触而感染糖尿病。

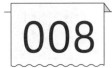

008 哪些人是糖尿病高危人群？

扫一扫，听音频

糖尿病高危人群是指目前血糖正常、但患糖尿病的危险性较大的人群。糖尿病高危人群如果不进行饮食控制、体育锻炼和心理调节，患糖尿病的概率比其他人大得多。糖尿病高危人群主要包括以下 9 类。

1. 空腹血糖受损者，即空腹血糖介于 6.1~7.0 毫摩 / 升的人；或葡萄糖耐量减低者，即 OGTT 2 小时血糖介于 7.8~11.1 毫摩 / 升的人。

2. 有糖尿病家族史者，即父母、兄弟姐妹或其他亲属有糖尿病病史的人。

3. 体形肥胖者。

4. 已经患有高血压、血脂异常或冠心病者。

5. 以往妊娠时曾有过血糖升高经历或生育过巨大儿（出生体重在 4 千克以上的胎儿）的女性。

6. 出生时体重低或婴儿期体重比一般小孩轻的人。

7. 年龄 ≥ 45 岁的人。

8. 吸烟、体力活动少、生活压力大和精神持续紧张者。

9. 长期使用一些影响糖代谢药物（如糖皮质激素、利尿药等）的人。

糖尿病高危人群应重视健康体检，除了筛查空腹血糖，还应筛查餐后 2 小时血糖，必要时还应做葡萄糖耐量试验，这样才能及早发现糖尿病。

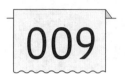

009 胰岛素抵抗怎么办？

扫一扫，听音频

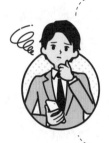

"医生，我刚做了体检，身高 171 厘米，体重 90 千克，BMI 为 31 千克 / 米^2，腰围为 102 厘米，属于腹型肥胖。体检单的最后写了"胰岛素抵抗"。什么是胰岛素抵抗？该怎么应对？"

2 型糖尿病患者胰岛素分泌相对缺乏。有的患者胰岛素分泌功能正常，但是部分胰岛素不敏感、工作效率低，这就是胰岛素抵抗了。

肥胖是导致胰岛素抵抗的主要原因，在 2 型糖尿病患者中，70%~80% 的人为肥胖者，肥胖患者均存在不同程度的胰岛素抵抗。同样，部分 1 型糖尿病患者也会因为体重问题存在外源性胰岛素抵抗。因此，糖尿病患者要治疗胰岛素抵抗，首先要减重。

出现胰岛素抵抗的原因

1. 肥胖，喜欢高糖、高碳水化合物饮食。

2. 喜欢高饱和脂肪酸饮食，血浆游离脂肪酸水平升高，抑制了肌肉组织摄取葡萄糖，从而诱发胰岛素抵抗。

3. 嗜烟、嗜酒。

4. 长期缺乏睡眠，作息不规律。

5. 久坐不动，长期压力大。

6. 长期低盐饮食。

7. 患有慢性炎症。

8. 处于青春期和妊娠期。

如何判断自己是否有胰岛素抵抗

如果身体出现以下六种情况，就一定要小心了。

特别容易累。

食欲突然大增。

容易饿，甚至刚吃完就饿。

特别爱吃甜食。

腹围变粗。

患有黑棘皮病（在腹股沟、腋窝和颈侧等形成连片深色斑点）。

肥胖人群要特别注意胰岛素抵抗的存在。

出现胰岛素抵抗怎么办

1. 戒烟。香烟中的化学物质会加重胰岛素抵抗。

2. 控制饮食，加强运动。肥胖者应制订合理的饮食计划，长期进行科学有规律的运动，以减轻体重。运动应以有氧运动为主，如快走、慢跑、骑自行车、游泳、打太极拳等。

3. 保持规律作息，避免过度劳累、熬夜和情绪不稳定等应激因素。

4. 做好降糖、降压、降脂治疗，双胍类、噻唑烷二酮类药物需要在医生指导下应用。

5. 肥胖者应将体重减轻到正常范围。脂肪细胞会产生加重胰岛素抵抗的物质，尤其是腹部（内脏）脂肪。脂肪细胞数量减少，有害物质的数量也会随之下降。

糖尿病"三多一少"症状不明显，是不是病情不严重？

扫一扫，听音频

并不是。

糖尿病的典型临床表现是"三多一少"（多食、多饮、多尿、体重减少），但这并不意味着所有糖尿病患者都会有这样的症状。有"三多一少"症状的糖尿病患者一般来说病情比较严重，但是没有"三多一少"症状的人，不一定血糖不高。

这四种症状也并不一定会同时出现，很容易被忽略。有的患者饭量增加了，却以为"能吃能喝身体好"；有的患者尿量比以前更多，但本身喝茶较多，口干也就不明显；还有的患者体重有所下降，还以为是自己锻炼的结果；尤其是有的老人体重减轻，自认为"有钱难买老来瘦"。

有一半以上的2型糖尿病患者没有"三多一少"症状。所以，并不能单纯依靠症状来判断病情，而是要以监测到的血糖为准。

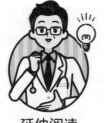

延伸阅读

无症状的糖尿病患者也需要治疗

高血糖使血管容易僵硬、变脆，慢性高血糖还会引发心脑血管疾病、视网膜病变、糖尿病足等并发症。因此，无症状的糖尿病患者也需要及时干预，尽快就医，采取合理的治疗方式调控血糖。

011 不同人群的血糖控制目标如何制定？

扫一扫，听音频

制定 2 型糖尿病患者综合调控目标的首要原则是个体化，应根据患者的年龄、病程、预期寿命、并发症等进行综合考虑。

2 型糖尿病的综合控制目标

检测指标		目标值
血糖（毫摩／升）	空腹	4.4~7.0
	非空腹	<10.0
糖化血红蛋白（HbA_{1c}，%）		<7.0
血压（毫米汞柱）		<130/80
总胆固醇（毫摩／升）		<4.5
高密度脂蛋白胆固醇（HDL-C，毫摩／升）	男性	>1.0
	女性	>1.3
低密度脂蛋白胆固醇（LDL-C，毫摩／升）	未合并动脉粥样硬化性心血管疾病	<2.6
	合并动脉粥样硬化性心血管疾病	<1.8
甘油三酯（毫摩／升）		<1.7
体质指数（BMI，千克／米^2）		<24.0

注：数据参考《中国 2 型糖尿病防治指南（2020 年版）》。

老年糖尿病患者的控糖控压目标

患者临床特点 / 健康状况	糖化血红蛋白（%）	空腹或餐前血糖（毫摩 / 升）	睡前血糖（毫摩 / 升）	血压（毫米汞柱）
健康，较长的预期寿命	<7.5	5.0~7.2	5.0~8.3	<140/90
复杂或中等程度的健康，中等长度的预期寿命	<8.0	5.0~8.3	5.6~10.0	<140/90
健康状况较差，有限的预期寿命	<8.5	5.6~10.0	6.1~11.1	<150/90

不同年龄段儿童青少年血糖控制目标

年龄段（岁）	餐前血糖（毫摩 / 升）	睡前 / 夜间血糖（毫摩 / 升）	糖化血红蛋白（%）
婴幼儿和学龄前期（<6 岁）	5.6~10.0	6.1~11.1	7.5~8.5
学龄期（6~12 岁）	5.0~10.0	5.6~10.0	<8.0
青春期和青少年期（13~19 岁）	5.0~7.2	5.0~8.3	<7.5

妊娠期血糖控制目标

餐前血糖（毫摩 / 升）	餐后 1 小时血糖（毫摩 / 升）	餐后 2 小时血糖（毫摩 / 升）
3.3 ~ 5.3	≤ 7.8	≤ 6.7

第二章

饮食篇

得了糖尿病就得挨饿吗？

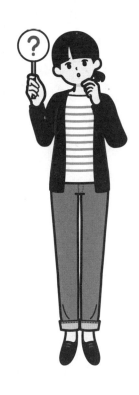

一图读懂本章要点

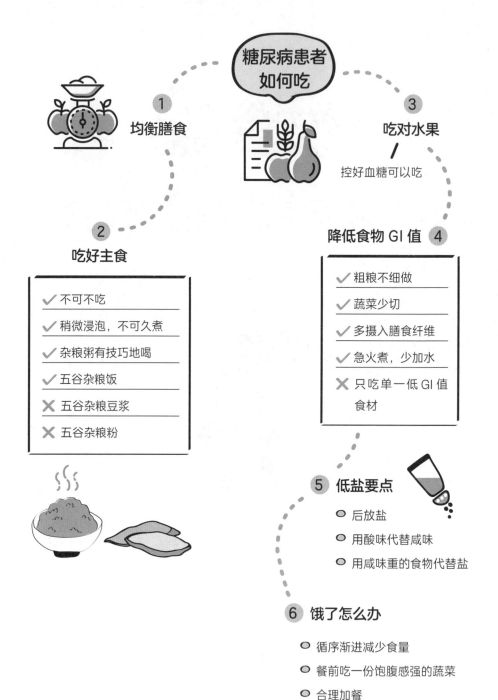

糖尿病患者如何吃

1 均衡膳食

3 吃对水果

控好血糖可以吃

2 吃好主食

- ✔ 不可不吃
- ✔ 稍微浸泡，不可久煮
- ✔ 杂粮粥有技巧地喝
- ✔ 五谷杂粮饭
- ✘ 五谷杂粮豆浆
- ✘ 五谷杂粮粉

降低食物 GI 值 4

- ✔ 粗粮不细做
- ✔ 蔬菜少切
- ✔ 多摄入膳食纤维
- ✔ 急火煮，少加水
- ✘ 只吃单一低 GI 值食材

5 低盐要点

- ○ 后放盐
- ○ 用酸味代替咸味
- ○ 用咸味重的食物代替盐

6 饿了怎么办

- ○ 循序渐进减少食量
- ○ 餐前吃一份饱腹感强的蔬菜
- ○ 合理加餐

012 糖尿病患者怎么做到均衡膳食？

医生经常告诉糖尿病患者，"你要注意均衡膳食"，可是，具体怎么均衡，患者往往一头雾水。现在就来具体讲讲应该怎么做，才能做到均衡膳食。

合理控制每日摄入的总热量

标准体重（千克）= 身高（厘米）– 105

每日所需总热量（千卡）= 标准体重（千克）× 每日每千克标准体重所需热量（千卡/千克）

糖尿病患者每日热量供给量（千卡/千克标准体重）

身体活动水平	体重过低	正常体重	超重或肥胖
重体力劳动	45~50	40	35
中体力劳动	40	30~35	30
轻体力劳动	35	25~30	20~25
休息状态	25~30	20~25	15~20

注：1. 参考《中国 2 型糖尿病防治指南（2020 年版）》。
2. 根据我国体质指数（BMI）的评判标准，< 18.5 千克/米^{2}为体重过低，18.5~23.9 千克/米^{2}为正常体重，24.0~27.9 千克/米^{2}为超重，≥ 28.0 千克/米^{2}为肥胖。

主食定量，粗细粮搭配，全谷物、杂豆类占 1/3~1/2

在医生或营养师的帮助下，确定自己的主食量。选择低 GI（血糖生成指数）值食物，粗细粮搭配，减少精白米面的摄入。全谷物、杂豆类应占主食的 1/3~1/2。玉米、大麦、燕麦、黑麦、黑米、高粱、青稞、黄米、小米、荞麦、薏米等是日常粗粮的良好来源。常见的杂豆有红豆、芸豆、绿豆、豌豆、鹰嘴豆、蚕豆等。

多吃蔬菜，水果适量摄入，种类、颜色要多样

每天摄入 300~500 克新鲜蔬菜，其中深色蔬菜（如绿叶菜、胡萝卜、紫甘蓝、番茄等）应占一半以上；最好每餐都有蔬菜；土豆、山药、南瓜等淀粉含量高的蔬菜算入主食。两餐之间可选择低 GI 值水果，水果颜色、种类尽量多样化。

常吃鱼肉和禽肉，蛋类和畜肉适量摄入，尽量少吃肥肉，限制加工肉类的摄入

常吃鱼、虾、蟹、贝及禽肉，猪肉、牛肉、羊肉等畜肉应适量摄入，尽量少吃肥肉。每天吃 1 个鸡蛋，可以吃全蛋。如果肉类摄入较少，可以适量增加蛋清和大豆制品的摄入。腊肉、香肠、烤肉等烟熏、腌制、炭烤肉类制品要尽量少吃。

奶类、豆类可天天摄入，零食加餐合理选择

建议每天喝 300~500 克牛奶，或摄入与之相当的酸奶、奶酪等奶制品；每天摄入豆浆、豆腐干、豆腐等大豆制品。零食可选择开心果、核桃等坚果，但要注意摄入量，每天不超过 25 克。根据自己的情况选择适合的加餐次数，部分低 GI 值主食、水果可作为加餐食物，加餐热量应计入全天总热量。

013 营养与血糖哪个更重要？

在营养均衡的前提下合理控糖。

糖尿病患者大多都非常关注自己的血糖，如果血糖平稳就较为放心，如果血糖偏高就会急忙采取措施降低血糖。这是应该的。但有的糖尿病患者一味追求降血糖，过分控制饮食，造成营养缺乏，出现消瘦、乏力或低血糖现象，身体素质下降，得不偿失。

事实上，合理搭配饮食、提高身体素质，比降血糖更为重要。公认的科学做法是"什么都能吃，但要注意量"，要在保证营养均衡的前提下合理控糖。

014 控制饮食就是少吃饭吗？

其实不然。

医学研究证明，如果人体长时间得不到足够的外源性热量补充，一方面将导致体内脂肪和蛋白质过量分解，造成身体消瘦、长期营养不良，甚至引发饥饿性酮症；另一方面，因热量摄取不足，导致血糖偏低，反而会刺激升高血糖相关激素的分泌，引起血糖反跳性过度升高，使病情更难以控制。

有没有简单的方法来判断自己到底吃了多少?

扫一扫，听音频

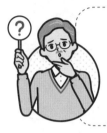

"医生，《中国居民膳食指南（2022）》给大家推荐了每日所需各种食物的量，可要做到心中有数太难了，有没有简单一点的方法来判断自己到底可以吃多少？"

可以通过"手掌法则"来判断。

手掌法则即利用自己的手，就可以大致确定每日所需食物的量了。这种方法虽然不是特别精准，但非常方便实用。当然，更推荐大家买个厨房秤，多称重几次，自己也就能做到"手上有数"了。

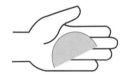

75 克馒头

（50 克面粉）

半个手掌可以托住，五指可以抓起的馒头，约 75 克

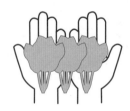

100 克菠菜

一捧菠菜

（约 3 棵）

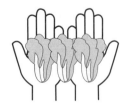

100 克油菜

一捧油菜

（约 3 棵）

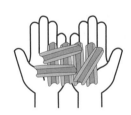

100 克芹菜

双手捧芹菜段

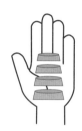

70 克胡萝卜

单手捧胡萝卜块

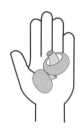

50 克香菇

手掌放 2 朵鲜香菇

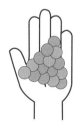

100 克葡萄

单手捧葡萄

（14~15 颗）

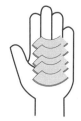

80 克哈密瓜

单手捧

哈密瓜块

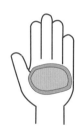

50 克瘦肉

手掌厚度、

一掌心的瘦肉

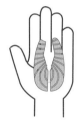

50 克三文鱼

手掌厚度、

一掌心的三文鱼

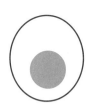

每天 1 个鸡蛋

40 克鸡蛋

小一点儿的鸡蛋

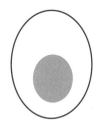

60 克鸡蛋

大一点儿的鸡蛋

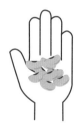

20 克黄豆

单手捧黄豆（干）

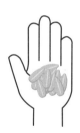

10 克瓜子仁

单手捧瓜子仁

膳食指南推荐的食物量是生重还是熟重？

扫一扫，听音频

一般都是指生重。

这主要是因为食物在烹煮之后，重量和体积都会发生很大的变化。比如在煮饭时，水多加一点、少加一点，熟饭的体积就会发生变化，如果是煮成粥、糊糊等，重量变化就更大了；生肉烹调成熟肉，体积和重量会有大幅度的缩水；绿叶蔬菜炒熟后缩水更厉害，一斤生菜看似一大盆，炒出来就是一盘而已。

所以，如果推荐的是熟重，误差实在太大了，指导意义会大打折扣。除非有特殊说明，所有推荐的食物量一般都是指生重。

需要注意的是，一般来说，我们所说的生重都是"可食部"的重量，凡是扔进厨余垃圾桶的部分，如鸡蛋壳、苹果核、鸡骨头等都不算。

不过有的人会说，我不自己做饭，买的都是熟肉熟饭，该怎么判断吃了多少？

下面给大家提供一些食物生熟换算的常用数据和理解要点。

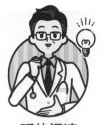

延伸阅读

利用好"食物交换份"

"食物交换份"是营养学上的一个概念，凡能产生90千卡热量的食物即1个食物交换份。1个食物交换份的食物相当于米面25克、绿叶蔬菜500克、水果200克、牛奶160克、瘦肉50克、鸡蛋50克、食用油10克等。如果不小心多吃了200克水果，可以少吃1个食物交换份的其他食物来平衡一天的热量需求。

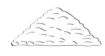 100 克大米 $\approx$ 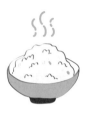 230 克熟饭

（短粒米如东北米）

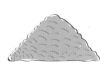 100克糙米、荞麦、小米、燕麦粒 $\approx$ 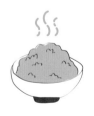 200 克熟饭

 100 克面粉 $\approx$ 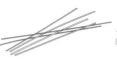 100 克干挂面

 100 克面粉 $\approx$ 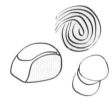 150 克馒头、饺子皮、湿面条、饼坯等

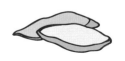 100 克红薯 $\approx$ 70~80 克烤红薯

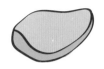 100 克生猪肉 $\approx$ 60 克熟猪肉

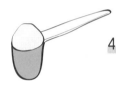 40 克奶粉 $\approx$ 300 克牛奶

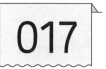 **如何有效控制早餐后的血糖?**

扫一扫，听音频

一顿早餐若能囊括一份全谷类主食、一份蔬菜、一份水果（血糖稳定患者可适量吃）、一个鸡蛋，就是"营养充足的优质早餐"。

早餐的主食

早餐的主食可以选择全麦馒头（花卷）、全麦面包代替精加工面粉类食物，选择全麦片或煮玉米（煮红薯）等代替甜麦片、油条等。早餐的主食也可以是饭团或面条。

选择一两种蔬菜

营养早餐应该包含富含膳食纤维的蔬菜，和主食搭配着吃，帮助延缓餐后血糖的上升速度。

一个鸡蛋很顶饿

鸡蛋可延缓胃的排空速度，增加饱腹感，使人整个上午精力充沛。

选择一种水果

营养早餐还应包括一些口味呈酸性和高膳食纤维的水果，但不宜空腹食用。较适合的水果有柚子、草莓、柠檬等，可作为上午加餐食用。血糖不稳定患者应谨慎选择水果。

018 得了糖尿病，一点糖都不能吃吗？

扫一扫，听音频

并不是。碳水化合物所提供的热量可占总热量的 50%~65%，添加糖每天不超过 25 克。

我们知道，得糖尿病和吃糖没有直接关系。糖尿病患者并不是一点糖都不能吃，需要做的是限制每天碳水化合物和添加糖的摄入。

糖包括单糖和多糖

糖是指食物中所有单糖和双糖的总和，单糖包括葡萄糖、果糖、半乳糖等，双糖包括蔗糖、乳糖、麦芽糖等。

碳水化合物包含简单碳水化合物，如平时吃的糖，还包含复杂碳水化合物，比如淀粉、膳食纤维等。

碳水化合物所提供的热量可占总热量的 50%~65%

几乎所有食物里都含有碳水化合物。建议糖尿病患者控制膳食中碳水化合物的比例，碳水化合物所提供的热量可占总热量的 50%~65%。

添加糖每天不超过 25 克

添加糖包括白糖、红糖、玉米糖浆、高果糖、糖蜜、蜂蜜、葡萄糖等，不包括食物天然含有的糖。添加糖危害大，要尽量限制摄入，每天最好不要超过 25 克。

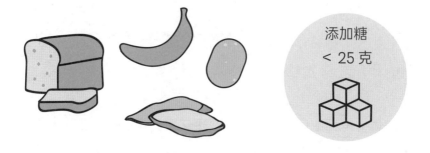

碳水化合物所提供的热量可占总热量的 50%~65%

添加糖
< 25 克

25 克添加糖是什么概念呢?

一听可乐 ≈ 37 克添加糖

100 克冰激凌 ≈ 24 克添加糖

1 盒果粒酸奶 ≈ 10 克添加糖

日常生活中，推荐采用下面的方法减少隐形添加糖的摄入

1. 警惕隐藏在面包、饼干、水果罐头、饮料、巧克力中的糖。

2. 饮用鲜牛奶、咖啡时，不加糖或咖啡伴侣等。

3. 食物选原味、浅加工的，"有味"的多半高脂、高糖、高热量。

4. 烹饪时避免糖醋、鱼香、干锅等做法。

5. 选择无糖酸奶。

6. 不喝果汁和含糖饮料，包括鲜榨果汁。

代糖哪种更安全？

扫一扫，听音频

根据个人喜好和用途来选用，也只能适量食用。

糖尿病患者不宜进食大量含糖的食物，可以选择一些代糖食品，这样既可以享受甜蜜的美味，又可以避免因吃糖过多而导致血糖升高。目前看来，代糖对血糖无明显影响，但是也有越来越多的证据显示，长期食用代糖会对身体有不良影响，建议适量食用。

下面介绍 6 种常用的代糖。

罗汉果甜苷　推荐指数：☆☆☆☆☆

优势：天然甜味剂，甜度大概是蔗糖的 300 倍，适宜烹调。也可以直接用罗汉果泡水喝。

劣势：减重效果可能因人而异。

摄入量：研究数据不足。

阿斯巴甜　推荐指数：☆☆☆

优势：甜度高，几乎无热量，甜度大概是蔗糖的 200 倍。

劣势：不适合高温烹饪，高温下没味道。

摄入量：每天 50 毫克 / 千克体重。

甜菊苷　推荐指数：★★★☆

优势：提取自甜叶菊叶子的甜味剂，低热量的天然甜味剂。

劣势：甜味太强，还有点苦味。

摄入量：每天 4 毫克 / 千克体重。

甜蜜素　推荐指数：★★☆

优势：甜度是蔗糖的 30~40 倍，对血糖几乎没有影响。

劣势：不适合高温烹饪。

摄入量：每天 11 毫克 / 千克体重。

糖醇　推荐指数：★★★☆

优势：包括木糖醇、山梨糖醇、甘露糖醇、异麦芽酮糖醇等。自然甜味，抑制果糖吸收，也几乎不影响胰岛素水平。

劣势：可能会造成消化不良、腹胀和腹泻。

摄入量：不受限制，但食用过多容易导致肠胃不适。

蔗糖素（三氯蔗糖）　推荐指数：★★

优势：口感和蔗糖相似，高温下比较稳定。

劣势：过量摄入易引起胰岛素波动。

摄入量：每天 15 毫克 / 千克体重。

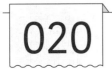

控糖电饭煲真的有用吗？

扫一扫，听音频

作用有限。

最近，控糖电饭煲受到了大家的追捧。有人说，用控糖电饭煲做发芽糙米饭，食用后餐后血糖较低；也有人说，用它做的米饭能沥去部分糖分，使米饭抗性淀粉含量增加。为了了解真实情况，先来看看控糖电饭煲的特点。

1.控糖电饭煲提供了多种烹饪方式，让大家在做饭时有更多选择。

2."沥糖"米饭确实消化速度慢，抗性淀粉含量高，但 B 族维生素损失较多，并不是控糖的最佳方案。

3.发芽糙米饭的血糖生成指数不一定低，但营养价值相较白米饭高。

4.控糖电饭煲的最合适用法是制作混合杂粮饭。如果能够增加全家人对混合杂粮饭的接受程度，对健康很有益处。

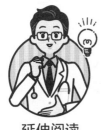

延伸阅读

安慰剂效应的不良反应

控糖电饭煲和大多数保健品一样，安慰剂效应或许比产品功能本身更有价值。而安慰剂效应一旦被放大，让糖尿病患者觉得吃这个电饭煲做的饭不升糖，从而有了侥幸心理开始多吃米饭，甚至少吃药、不吃药，这其实是很危险的事。

021 无糖食品可以随便吃吗？

扫一扫，听音频

无糖食品也不能随便吃。

所谓的"无糖食品"是指不含蔗糖、葡萄糖、麦芽糖等单、双糖的食品，其之所以是甜的，是因为加入了甜味剂，如木糖醇、山梨糖醇、麦芽糖醇等。国家相关标准规定，"无糖"是指固体或液体食品中每 100 克或每 100 毫升的含糖量不高于 0.5 克。如果不加节制地大量食用所谓的"无糖食品"，仍会导致血糖升高且不易控制。事实上，在现实生活中很难找到真正的无糖食品。

很多"无糖食品"可能将淀粉糖浆、果葡糖浆等淀粉水解物作为甜味来源，这些糖浆血糖生成指数未必比蔗糖低。

因此，无糖食品可以吃，但不可以多吃。

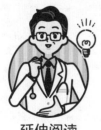

延伸阅读

读懂食品标签

1. 选购食品时要擦亮眼睛，好好看看标签上的配料表是否含有"麦芽糖""淀粉糖浆""玉米糖浆"等词。

2. 优先选择含有低聚糖和糖醇的食品。

3. 尽量少选择含有"阿斯巴甜""甜蜜素""安赛蜜"等甜味剂的食品。

022 糖尿病患者如何估算一天的主食摄入量？

扫一扫，听音频

可以根据每个人的标准体重和从事体力活动的轻重程度计算出每日所需总热量，总热量的 50%~65% 由主食提供。

以一位身高175厘米、体重75千克的轻体力劳动者为例。可参考第33页公式与表格计算。标准体重=175－105=70千克。BMI=$75 \div 1.75^2 \approx 24.5$千克/米^2，属于超重，可将其热量的常数设定为25千卡/千克。每日所需总热量=70×25=1750千卡。主食摄入量=[1750×（50%~65%）]÷4 ≈ 219~284克（1克碳水化合物可以提供4千卡热量），早餐、午餐和晚餐可各摄入约85克主食。但这个计算结果是有前提的，即总热量不超过1750千卡，而且摄入的蛋白质和脂肪的供能占比为35%~50%。如果摄入的油脂和肉类很多，就应该适当减少主食的摄入量。

023 糖尿病患者应远离的食物有哪些？

扫一扫，听音频

糯米及糯米制品：高糖分。

油条：高热量、高淀粉。

香肠：高盐、高脂肪、高热量。

腊肉：高盐、高脂肪、高热量。

动物内脏：高胆固醇、高脂肪、高热量。

果脯/蜜饯：高糖、高盐。

024 吃粗杂粮，血糖反而升得更高，怎么回事？

扫一扫，听音频

吃粗杂粮血糖高可能跟烹饪方式不当、摄入热量超标、搭配食物不对有关。

烹饪方式不当

错误的烹饪方式	合适的烹饪方式
◎ 提前浸泡很久	◎ 稍微浸泡一下
◎ 加很多水长时间熬煮	◎ 加适量水煮熟即可
◎ 油炸、煎煮方式	◎ 蒸、煮的方式
◎ 加入大量盐、糖	◎ 少油少盐

摄入热量超标

虽然粗杂粮血糖生成指数比精白米面要低，但有些粗杂粮的热量并不低。比如 100 克大米的热量是 346 千卡，而 100 克薏米的热量是 361 千卡，100 克小米的热量是 361 千卡。所以，摄入粗杂粮超标，血糖一样会升高。建议每天全谷物和杂豆的摄入量为 50~150 克。

搭配食物不对

× 烹煮搭配含糖量高的干果，如桂圆、红枣、葡萄干等。这些干果热量不低，过多食用血糖易升高。

× 煮粥搭配盐和香油，会增加热量，升高餐后血糖。

025 大米粥、小米粥不能喝，杂粮粥能喝吗？

扫一扫，听音频

杂粮粥可以有技巧地喝。

一般认为，糖尿病患者最好不要经常喝血糖生成指数较高的大米粥、小米粥。但是，只要掌握好下面的技巧，糖尿病患者在血糖平稳的前提下可以适当喝点五谷杂粮粥。

推荐的喝粥技巧

1. 首选五谷杂粮粥。选择各种粗粮、杂豆来煮粥，饱腹感强，更有利于糖尿病患者控制食物摄入量和血糖。适合熬粥的食材有小麦、大麦、燕麦、荞麦、藜麦、玉米、薏米、黑米、糙米、大豆、黑豆、豇豆、豌豆。

2. 缩短烹调时间。粥熬的时间越长，淀粉糊化程度越高，越容易升高餐后血糖。因此，糖尿病患者可选择不同的食材，分批次放入锅中，不耐煮的食材最后放，应尽量保持食物颗粒的完整性，避免煮得太烂。

3. 合理搭配，适量食用。一餐中除了喝粥之外，建议搭配蔬菜、豆制品、瘦肉等，这样既可摄入更多的营养素，也可避免血糖升高过快。喝粥的同时建议减少其他主食的食用量，这样可以避免一天的碳水化合物总摄入量超标。

4. 进食要慢，先干后稀。慢慢喝粥，血糖上升速度自然就会慢。在喝粥前，先吃杂粮饼、青菜等固体食物，做到干稀搭配，可延长粥在胃里的停留时间，进而减慢血糖升高的速度。

026 能将五谷杂粮打成豆浆喝吗?

扫一扫，听音频

最好不要。五谷杂粮饭比五谷杂粮豆浆好。

豆浆一般是指用黄豆、黑豆、青豆这三种豆单独或混合打成的浆。五谷杂粮豆浆是用众多谷物和豆类任意组合打成的豆浆，其含糖量远高于普通豆浆，对糖尿病患者来说不太友好。

五谷杂粮豆浆的血糖生成指数较高，远比几种谷物和豆类混合做成的五谷杂粮饭的血糖生成指数高。五谷杂粮饭和五谷杂粮豆浆相比，二者对血糖的影响差异很大，后者是粗粮细做，升糖能力远高于前者。糖尿病患者可以吃五谷杂粮饭，但不建议喝五谷杂粮豆浆。糖尿病患者不要被"五谷"和"营养"这样的字眼误导，看似很好，但不一定适合自己。

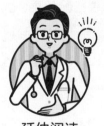

延伸阅读

五谷杂粮豆浆适合小部分糖尿病患者

五谷杂粮豆浆不适合大多数糖尿病患者，但可能适合小部分糖尿病患者。有的糖尿病患者可能因为某些原因导致吞咽功能存在障碍，无法吞咽干硬甚至仅仅是颗粒感比较明显的食物；或者存在胃肠运化比较差、胃动力很弱的现象。这些糖尿病患者适合适量喝五谷杂粮豆浆。

027 能喝五谷杂粮粉糊吗？

扫一扫，听音频

五谷杂粮粉糊不适合糖尿病患者食用。

淀粉类食物的颗粒越细碎，质地越柔软，加热糊化越彻底，食物的消化速度就越快。消化速度快，吸收速度也会加快，短时间内大量被吸收的葡萄糖涌进血管，会造成血糖快速上升。因此，对于糖尿病患者来说，最好食用杂粮饭或者食材整粒煮的杂粮粥（比如含有较多燕麦或杂豆的粥），不要用五谷杂粮粉冲糊替代主食。

028 朋友圈有文章说苦瓜、南瓜等食物能降糖，靠谱吗？

扫一扫，听音频

所有食物都有热量，食用后是不会降糖的。

任何一种食物，包括各种保健品，只要有热量，食用后就会升高血糖。升高血糖有快慢之分，但不可能让血糖不升反降。对糖尿病患者来说，有些食物可以辅助平稳血糖，但它们并不具有直接降血糖的作用。所以，如果在朋友圈看到诸如"多吃苦瓜降血糖""吃 ×× 保健品降血糖"之类的文章，一定不要盲目相信。

029

水果糖分高，糖尿病患者不能吃吗？

扫一扫，听音频

在血糖平稳的情况下，糖尿病患者可以适量食用低糖水果。

只有血糖控制达标、病情稳定、不常出现低血糖的糖尿病患者才可以吃水果。

建议糖尿病患者每天食用水果的量不超过 200 克，同时应减少半两（25 克）主食的摄入，这就是食物等量交换的方法，以使每天摄入的总热量不超标。

推荐选用	慎重选用	不宜选用
每 100 克含糖量＜10 克的水果，比如柚子、柠檬、青梅、李子、枇杷、草莓等。	每 100 克含糖量 11~20 克的水果，比如橘子、蓝莓、苹果、鸭梨、葡萄、菠萝等。	每 100 克含糖量＞20 克的水果，比如山楂、冬枣、香蕉、百香果、椰子等。

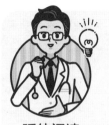

吃水果时间有讲究

水果宜作为加餐食用，即在两次正餐之间进食水果，如在 10：00、15：00 左右进食水果，既可预防低血糖，又可保证血糖不发生大的波动。水果如果跟正餐一起吃，会影响胰岛素分泌和代谢，导致血糖波动。

延伸阅读

030

不甜的水果可以多吃些吗？

扫一扫，听音频

甜≠含糖多，不甜≠含糖少。

水果所含的糖种类繁多，按甜度进行排序，应为果糖＞蔗糖＞葡萄糖。一般来说，果糖含量高的水果比较甜。以火龙果与西瓜为例，由于火龙果的糖分主要是葡萄糖，而西瓜的糖分中果糖占了一半以上。从口感上比较，西瓜的甜度要高于火龙果。但比较含糖量的话，西瓜的含糖量（8%）比火龙果的含糖量（13.3%）低。所以水果中的含糖量和口感上的甜度并不完全相关，不可单凭口感来判断葡萄糖、果糖含量的高低。糖尿病患者应选择含糖量相对较低、低血糖生成指数的水果，适量食用。

031

水果干能吃吗？

扫一扫，听音频

每天可以吃 20~30 克水果干。

水果干是水果经过干燥脱水之后的天然状态的食物，不添加糖、盐、油以及任何食品添加剂，不同于蜜枣、盐渍话梅、油炸烘焙果蔬片等食品。每人每天可以吃 20~30 克水果干，大概是抓一把的量，作为加餐来吃，并且应该分次食用。

032 可以用肉类代替部分主食吗？

扫一扫，听音频

有些糖尿病患者认为摄入主食是血糖升高的根本原因，肉类对血糖影响不大，因此特别严格地限制主食的摄入量，甚至不吃主食，而对肉类的摄入量却不加以限制。实际上，糖尿病患者控制饮食是要控制总热量的摄入，应根据身体所需，按合理的比例摄入碳水化合物（主食）、蛋白质（奶、蛋、肉）和脂肪（油类）。如果只限制主食，而为了减少饥饿感多吃肉类，容易引起血脂异常，诱发心脑血管疾病。同时，肉类在人体内代谢会产生过多的胺类物质，加重肾脏负担，损害肾脏功能。

033 不小心吃多了，多吃点降糖药就没事了吗？

扫一扫，听音频

不要自行加大或减少药量，用药需要咨询医生、遵医嘱。

一些糖尿病患者吃多了之后可能会自行加大服药剂量，误以为进食量增加了，多吃点降糖药就可以把多吃的食物抵消掉。实际上，这样做不但会使饮食控制形同虚设，加重胰腺负担，还增加了低血糖及药物不良反应发生的可能性，非常不利于血糖的稳定和病情的控制。不注意饮食，再好的药降糖控糖效果也会大打折扣。

偶尔一次进餐多了，也不一定非得加大药量，可以通过增加活动量来降低血糖。

扫一扫，听音频

三者 GI 值都挺高，相较来说面条 GI 值稍低一些。最好将精白米面和粗杂粮搭配着来吃。

米饭（粳米，精米）

GI 值 90

高 GI 食物

馒头（富强粉）

GI 值 88.1

高 GI 食物

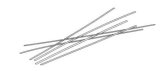

面条（挂面，精制小麦粉）

GI 值 55

中 GI 食物

如果只是普通的馒头、米饭与面条，面条的 GI 值相对较低。其实，米和面粉的种类也会影响血糖生成指数；不同的烹饪方式和食物的颗粒大小也会对血糖产生一定影响。所以，对于馒头、米饭和面条三大主食，不能简单地只关注血糖生成指数，也要考虑其主材料的种类以及烹饪方法。糖尿病患者吃主食的要点如下。

1. 精白米面的血糖生成指数较高，对血糖影响较大，应适当减少摄入。

2. 馒头、米饭、面条 GI 值比较高，粗粮 GI 值比较低，因此推荐粗细粮搭配着来吃。

3. 在吃主食时，应该搭配大量蔬菜以及豆类，还应该细嚼慢咽，这样能够减缓主食在体内的吸收速度，从而减缓餐后血糖升高的速度。

4. 一般来说，吃干的比吃稀的升血糖慢，吃硬的比吃软的升血糖慢。

035 有没有降低食物 GI 值
的方法？

扫一扫，听音频

单个食材的 GI 值是固定的，但可通过烹饪、搭配等方法来降低一餐的 GI 值。

低 GI	中 GI	高 GI
< 55	55~70	> 70

1. 粗粮不细做。以面包为例，白面包 GI 值为 87.9，但掺入 75%~80% 大麦粒的面包 GI 值为 34，所以应用粗制粉或掺入碎谷粒制成的面包代替精白面包。

2. 在厨房要"懒"点。蔬菜能不切就不切，豆类能整粒吃就不要磨，直接食用食物的天然形式。

3. 多摄入膳食纤维。适当多食用魔芋等膳食纤维含量高的食物。家庭用餐时，可将魔芋精粉掺入牛奶、豆浆、粥或馅中煮熟食用。

4. 增加主食中的蛋白质含量。一般小麦面条 GI 值为 81.6，强化蛋白质的意大利细面条 GI 值为 37，加鸡蛋的硬质小麦粗面条 GI 值为 49。由此可见，增加主食中的蛋白质含量可以降低主食的 GI 值。

5. 急火煮，少加水。谷类等不必长时间高温烹煮，因为加工时间越长，糊化程度越高，GI 值越高。

扫一扫，听音频

036 可以只吃低 GI 值食物吗？

不可以。单一食物类型会造成营养结构失衡，出现某些营养素缺乏的问题。

依据血糖生成指数选择食物的前提是平衡膳食，但不能只吃低 GI 值食物，否则会造成总热量摄入低于正常需要量，膳食不平衡还有可能导致低血糖的发生。

扫一扫，听音频

037 食物 GI 值越低越好吗？

并不是。

GI 值只是个相对的值，摄入过量的低 GI 值食物同样会引起血糖波动。高 GI 值的食物也不是完全不能吃。如土豆粉条 GI 值只有 13.6，但其营养成分单一，除了碳水化合物，其他营养成分很少，综合来看，并不是营养价值高的食物。

不同食物混合进食对血糖的影响也不同，而每种食物的血糖生成指数并不能体现各种食物搭配的结果。因此，在选用不同种类食物安排饮食时，如果特别喜欢食用某些高 GI 值食物，可以搭配食用一些低 GI 值食物，这样既可达到食物多样化的目的，又能有效控制餐后血糖。

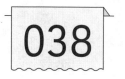

038 是否可以多吃蔬菜而不限制摄入量？

扫一扫，听音频

每天吃 500 克蔬菜就够了，最多不要超过 800 克。

很多糖尿病患者对"多吃蔬菜"存在误解，提倡"多吃"是有基础的，即原本蔬菜摄入量不足。对于那些原本在饮食当中蔬菜摄入量并不少的糖尿病患者来说，不需要再增加。

先吃低碳水化合物蔬菜

吃饭时，糖尿病患者可以先吃一些低碳水化合物蔬菜，然后再吃主食，这样可以延缓血糖上升速度。低碳水化合物蔬菜包括黄瓜、丝瓜、苦瓜、冬瓜、大白菜、菠菜、油菜、莴笋、茼蒿、圆白菜、番茄、白萝卜、西葫芦、茄子、绿豆芽、鲜蘑、海带等。

高碳水化合物蔬菜可替代主食

山药、莲藕、鲜豌豆等蔬菜中碳水化合物含量较高，不宜大量食用，食用这些蔬菜时应减少主食量。通常把土豆、红薯等作为主食而非蔬菜。

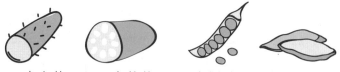

150 克山药 ≈ 150 克莲藕 ≈ 70 克鲜豌豆 ≈ 25 克主食

039 糖尿病患者可以吃淀粉类食物吗？

扫一扫，听音频

根据淀粉类食物在体内的消化时间来定。

糖尿病患者适当食用豆类，并不会使血糖有明显的波动，但是糖尿病患者如果食用一个馒头，就会有很明显的血糖上升表现。因此，糖尿病患者在选择淀粉类食物时，应该以该食物在体内的消化时间为依据，消化时间越长、越耐嚼的淀粉类食物越适宜糖尿病患者食用，反之，则不适宜糖尿病患者食用。如吃全谷物面包、煮的整粒麦仁、煮的整根玉米，就比吃精米面、黏稠的大米粥、土豆泥要好，血糖上升速度减慢，消化时间加长，也就更抗饿。

040 糖尿病患者可以喝茶吗？

扫一扫，听音频

可以喝茶，尽量别喝浓茶。

茶中含有多种营养成分，糖尿病患者可以饮用，不仅可以补充水分，还可以摄入丰富的维生素和矿物质。茶叶中的多酚类物质还能防止动脉硬化，预防糖尿病并发心血管疾病。但是要注意不要饮用浓茶，浓茶中含有较多的咖啡因，对神经系统有兴奋作用。不要在睡前喝茶，以免造成失眠，也不要在进餐前和服药前后饮茶。

041 为什么糖尿病患者需要摄入膳食纤维？

食物中的膳食纤维可延缓食物在胃肠道内的消化和吸收，有助于餐后血糖的控制，富含膳食纤维的食物还具有饱腹和通便的作用。因此，糖尿病患者日常应注意补充膳食纤维，每日宜摄入 25~35 克。

一日膳食纤维来源

300 克谷类（粗细粮搭配：全麦粉、精面粉、大米、荞麦、燕麦等混合）

+

500 克蔬菜 ＋ 150~200 克水果 ＋ 50 克豆类

042 医生让戒酒，馋酒时，一天最多可以喝多少酒？

饮酒有害健康，不推荐糖尿病患者饮酒。若实在戒不了酒，一天的酒精摄入量建议不超过 15 克。

15 克酒精 ≈ 450 毫升啤酒（4%）≈ 150 毫升葡萄酒（12%）≈ 50 毫升白酒（38%）≈ 30 毫升白酒（52%）。

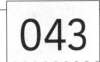 **糖尿病患者如何限制脂肪摄入?**

扫一扫, 听音频

减少脂肪类食物的摄入

脂肪类食物往往热量较高, 摄入过多不仅对血糖水平有较大影响, 还可升高血脂水平而引起肥胖。

1. 烹调时尽量减少动物油的使用, 植物油的摄入也不宜过多。

2. 肉类最好选择瘦畜肉、去皮禽肉、鱼肉等, 不食用动物内脏, 以减少动物性脂肪的摄入。

3. 豆类食物脂肪含量较少, 蛋白质含量较高, 肾功能正常的糖尿病患者可以适当多食。

远离油煎、油炸食物

油煎、油炸食物油脂含量较高, 进食后容易引起血糖升高, 所以糖尿病患者应该尽量避免进食此类食物。

别忽略坚果的摄入

有不少患者主食量控制得很好, 但喜欢在餐后或餐间进食一些坚果, 如瓜子、花生等。坚果的脂肪含量较高, 少量食用是可以的, 过多食用则容易引起血糖和血脂升高。偶尔食用了较多坚果, 为了避免血糖的大幅波动, 应适当减少其他高热量食物的摄入。

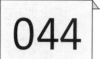

044 逢年过节聚餐时，糖尿病患者该怎么吃？

逢年过节也不能放松警惕，将控糖放在第一位。

逢年过节这样吃

1. 进食品种和进食量都可以稍稍增加，但放松不等于放纵，必须适度。煎炸食物一般不建议吃。含糯米的食物如粽子、糍粑等也不能多吃，因为糯米的血糖生成指数较高，对血糖水平影响较大，且糯米类食物放凉后不易消化。月饼油脂多、热量高，若要食用，中等大小的月饼不超过1/4个，小月饼不超过半个。此外，肉包、饺子等的进食量也应尽量控制。

2. 饮食定时定量有规律。逢年过节生活节奏容易被打乱，对血糖控制不利。建议糖尿病患者三餐定时定量。如果正餐吃得较多，加餐最好减量，多用蔬菜、低脂奶等作为加餐，以免影响血糖、增加体重。

暴饮暴食后这样补救

1. 对于平时靠运动和饮食控制血糖的患者，可服用一些餐时短效降糖药物。

2. 对于平时用胰岛素的患者，根据血糖监测的情况遵医嘱增加2~4个单位餐前胰岛素。

3. 对于平时不经常运动的患者，建议每天有8000步左右的运动量。

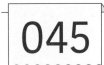

045 蛋黄胆固醇高，糖尿病患者能吃吗？

蛋黄可以吃，一天一个问题不大。

《中国居民膳食指南（2022）》强调吃鸡蛋不必丢弃蛋黄。这是因为胆固醇本身是人体必需的重要成分，而且人体内的胆固醇大部分是自身合成的，少部分由饮食供给，人体自身脂代谢对血中胆固醇水平的影响要远大于膳食中胆固醇含量的影响，正常人不必严格限制胆固醇的摄入，因此吃鸡蛋的时候不必去蛋黄。对于某些需要限制胆固醇摄入的患者，如血脂异常、脂肪肝患者等，也可以吃鸡蛋黄，但是要控制量。比如糖尿病患者一周食用全蛋不超过 7 个，血脂异常的糖尿病患者一周食用全蛋控制在 3~4 个。

吃鸡蛋的注意事项

1. 鸡蛋放在早餐吃，并且搭配谷薯类主食（包子、馒头、面包、玉米、红薯等），能够更好地补充营养和能量。

2. 最推荐吃水煮蛋，在煮熟的过程中，鸡蛋中的营养可以全面保留，这是最有益于心血管健康的吃法。

3. 鸡蛋可单独蒸煮，也可与虾仁等搭配，既方便又可有效抵抗饥饿。

4. 煎鸡蛋热量高，不宜多食。

046 植物油含不饱和脂肪酸，可以随意摄入吗？

扫一扫，听音频

不可以，每天油的摄入量控制在 25~30 克为佳。

有些糖尿病患者认为，植物油含有不饱和脂肪酸，对病情控制有益，不用控制其摄入量。但植物油热量很高，如果不加以控制，很容易超过每天规定的总热量。正常人每天植物油的摄入量应在 25~30 克，糖尿病患者及胰岛素抵抗综合征患者最好限制在 25 克以下。

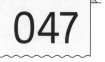

047 都说白肉好，能用白肉代替红肉吗？

扫一扫，听音频

不能。

各种红肉，如猪肉、羊肉等常常会遭到批判，吃多了会增加心脑血管疾病风险，甚至缩短寿命。因此，很多人就想着只吃鱼肉等白肉，不吃红肉。要知道，红肉所提供的铁非常丰富，高于白肉。健康做法是红肉和白肉都要吃，最好每天摄入红肉 40~75 克（吃红肉要去皮、去可见脂肪）、白肉 40~75 克，相互搭配吃，保证营养的均衡。

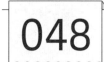

炒鸡蛋如何减少用油量？

扫一扫，听音频

1. 炒鸡蛋用不粘锅，放油的时候可以用刷子在锅底刷上薄薄的一层，这样能减少用油量。

2. 鸡蛋液倒进锅里不要翻动，凝固成块后再翻动。

烧茄子如何减少用油量？

扫一扫，听音频

1. 用盐腌渍。将茄子切好，撒适量盐腌渍 5 分钟，再用手揉搓挤出水分，这样能破坏茄子的海绵体结构，减少吸油量，而且烹饪时也不需要另外放盐了。

2. 清水浸泡。茄子切好后，放入清水中浸泡一会儿，加快茄子细胞壁软化，从而减少吸油量。

3. 焯水法。在炒茄子之前，先将其放进沸水中焯至半熟，捞出再炒就可以少放油了。

4. 浸泡法。用适量淀粉和清水调成汁，将切好的茄子放入并浸泡 3~5 分钟，再用大火和少量食用油炒茄子，味道就很好。

如何做到低盐烹饪?

后放盐；用酸味代替咸味；用咸味重的食物代替盐。

《中国居民膳食指南（2022）》建议，正常人每人每天盐的摄入量不应超过 5 克。可即使用了限盐勺，平时一不留神用盐量就可能超标。其实，掌握一些小诀窍，就能改变这一状况。

1. 后放盐。烹饪时，不要先放盐，一定要在起锅前将盐撒在食物上，这样盐附着在食物的表面，能使人尝到明显的咸味，又不致过量摄入盐。

2. 用酸味代替咸味。刚开始低盐饮食时，如果觉得口味太淡，可用醋、柠檬汁等调味，既可以减盐，又可以让味道更好。比如，可以在菜七成熟的时候先放入醋。醋不仅能促进消化、提高食欲、减少菜肴维生素的损失，还能强化咸味，不会让人觉得菜肴寡淡无味。

3. 用咸味重的食物代替盐。烹饪时可以选择加入豆瓣酱、酱油等来增加菜肴风味，不放盐，这也是减少食盐摄入的一个好办法。但要注意豆瓣酱、酱油等调味品也隐藏着盐分，在使用的时候要注意用量。

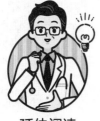

延伸阅读

警惕食物中的隐形盐

含盐较多的食物还包括许多调味品、点心、加工食品等。如果单靠味觉判断，很容易摄入过量的盐。因此，养成认真阅读食品外包装的配料表和营养成分表来确认盐分含量的习惯非常重要。此外，尽量摄入新鲜的食材，减少精加工食品的摄入。

051 牛奶含乳糖，糖尿病患者不能喝吗？

扫一扫，听音频

牛奶的血糖反应比米饭、馒头低得多，且能补钙，可以喝。

其实，虽然牛奶含乳糖，但其血糖反应比米饭、馒头低得多，而且在早餐喝牛奶搭配粮食类主食，能延缓血糖上升速度。

《中国居民膳食指南（2022）》推荐，每人每天摄入奶及奶制品300~500克。例如，早餐饮用一杯牛奶（200~250克），午餐加一杯酸奶（100~125克）即可。

052 乳糖不耐受的糖尿病患者怎么喝牛奶？

扫一扫，听音频

多次少饮；换成酸奶；选择去乳糖奶制品。

1. 牛奶分次喝。乳糖不耐受的糖尿病患者可以将 250 克左右的牛奶分次饮用，这样可以有效改善不耐受的情况。

2. 将牛奶换成酸奶。等量的情况下，酸奶中的乳糖比牛奶中的乳糖要少三分之一，所以人体对酸奶的耐受性更好。

3. 选择去乳糖奶制品。舒化奶和去乳糖奶粉等都是不含乳糖的奶制品，这类奶制品中的蛋白质和钙都保留了，比较适合乳糖不耐受的人饮用。

053 为了控制多尿，要少喝水吗？

扫一扫，听音频

多尿是机体的自我保护机制在起作用。无须减少饮水量。

糖尿病患者如果刻意减少饮水量，容易造成血液浓缩，血糖和血液黏度过高，血液中含氮废物无法排出，可能引起严重后果，所以糖尿病患者日常应注意补充水分。

鼓励多喝水

如果没有合并心脏病、肾脏疾病，鼓励糖尿病患者多喝水，每天饮水量可以保持在 1500~1700 毫升。不爱喝白开水的人群可以适当选择淡茶作为补充，但一定要避开浓茶、含糖饮料。如果害怕增加起夜次数，可在睡前尽量减少饮水，防止第二天身体浮肿，在日间补充即可。

少量多次饮水

可在晨起后喝一杯温开水补充夜间失去的水分。避免饭前、饭中、饭后饮大量水，以免冲淡胃液影响消化。正常生活状态中也没有必要补充糖盐水，喝白开水即可。不要等到感觉到口渴再喝水，而要均匀分次饮用，将一天的饮水量补足即可。

控制饮食后，感觉饿了怎么办？

扫一扫，听音频

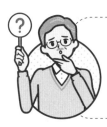

"医生，自从确诊糖尿病，我严格控制饮食，但总是觉得饿，而多吃几口血糖就高，我该怎么办？"

循序渐进减少食量，餐前吃一份饱腹感强的蔬菜，合理加餐。

中国的 2 型糖尿病患者，2/3 超重或肥胖，这往往是饮食过于随心所欲，长期热量摄入超标所致。而糖尿病健康饮食要求限量、定时、低盐、少油。这使得许多糖尿病患者在接受饮食控制的初始阶段，会产生明显的不适感，最常见的表现就是饥饿难耐。

主食要吃，减量要循序渐进

如果主食量限制过快，一下子从吃得很多降至每天 300 克以下，难以耐受，可每周减少主食 100~200 克，一般 1 个月左右控制到合理水平。

控制主食量不是不吃主食，主食是日常产生饱腹感的主要食物来源，不吃主食势必导致总也吃不饱、吃饱了饿得快，而且不吃主食而代之以大量的肉类、油腻的食物（比如用较多食用油炒的菜），总热量不降反升，血糖不升高才怪。

餐前先吃一份菜，增加饱腹感

餐前先吃一份约 200 克的低碳水化合物蔬菜，如白菜、黄瓜、柿子椒、莴笋、茄子、豆芽、菠菜、冬瓜、蘑菇等，然后再吃正餐。

烹饪注意少油，凉拌或做成汤更佳，可增加饱腹感。大豆及其制品的热量较低，含有优质蛋白质，抗饿性好，也是糖尿病患者不可缺少的食材。

预留食物给加餐，能帮助消除饥饿感

全天的进食总量不变，只是分次吃，将每天的进食总量分配到 4~5 餐中，白天每 3~4 小时进餐 1 次，睡前 1~2 小时少量加餐，既能避免餐后高血糖问题，又能避免产生饥饿感。从食物量上来说，加餐应少于正餐的 1/2。例如，加餐食物为主食（面条、馒头等）时，一般用量为 25~50克，否则可能会引起血糖波动。

加餐食物

富含碳水化合物的谷物及其制品	米饭、面条、馒头、全麦面包、饼干等
高蛋白质食物	牛奶、鸡蛋、豆腐干、鱼、虾等
水果或坚果	柚子、柠檬、青梅、核桃仁、花生米、腰果、杏仁等

加餐的时间最好能够相对固定，一般选择在低血糖发生之前加餐，这对预防低血糖非常有帮助。对于经常发生低血糖的糖尿病前期人群来说，科学加餐能使病情稳定，并能减少用药量。加餐的最佳时间段为 9~10 时、15~16 时和 21~22 时。

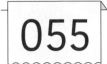

糖尿病患者爱吃零食怎么办?

扫一扫，听音频

零食可以有选择地吃，并控制好量。

糖尿病患者并非完全不能吃零食。糖尿病患者选择的零食应有以下特点：一是天然、无加工或少加工；二是低糖、低盐、低脂，少添加剂；三是不会明显升高血糖。

糖尿病患者可以选择的零食

原味坚果（少加工）	25~35 克 / 天
牛奶或原味酸奶	200~300 克 / 天
鸡蛋	1 个 / 天
牛肉干、酱牛肉	40 克 / 天
新鲜低糖水果	150 克 / 天
黄瓜、番茄	150 克 / 天
杂粮饼干、全麦面包	不超过 25 克 / 天
无添加剂的水果干	10 克 / 天
加工程度低的麦片	30 克 / 天
豆腐干	40 克 / 天

056 糖尿病患者吃沙拉，如何选酱料？

吃沙拉时，不用市售沙拉酱，改用酸奶、油醋汁调味。

沙拉其实并不像糖尿病患者想的那般健康，其主要问题出在沙拉酱上。市面上销售的各种沙拉酱，无论是蛋黄酱、千岛酱还是甜沙拉酱，其油脂含量几乎都在 60%~80%，稍不注意就可能导致热量超标，而且沙拉酱普遍含盐量较高。其实沙拉酱可以有更健康的替代品，比如酸奶或自制油醋汁（将醋、黑胡椒粉、盐、橄榄油按一定比例混匀即可）。

057 1 单位胰岛素可以处理多少克碳水化合物？

1 单位胰岛素通常可以处理 10~15 克碳水化合物。

对成年人来说，1 单位胰岛素通常能够处理正餐里 10~15 克碳水化合物。对于处在糖尿病缓解期（还有部分胰岛功能）的人，1 单位胰岛素可以处理 20 克甚至更多的碳水化合物。而体重过重以及存在胰岛素抵抗的患者，可能每 5 克的碳水化合物就需要 1 单位的胰岛素来处理。在早晨，1 单位胰岛素能够处理的碳水化合物会更少。糖尿病患者应注意"黎明现象"的发生，黎明时分，胰岛素抵抗增加，糖尿病患者会出现血糖升高的现象。

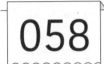

058 进餐顺序对血糖有影响吗？

有影响。糖尿病患者最好按照蔬菜、高蛋白质食物、主食这样的顺序来进餐，可以帮助控糖。

人们以往的进食顺序是先吃主食，然后吃蔬菜或者肉类，最后喝汤。近几年，国内外研究表明，先进食主食（碳水化合物），餐后血糖会骤然升高；进食时主食、蔬菜、肉类一起吃，餐后血糖波动也较为明显；而如果先吃蔬菜或者肉类，再吃主食，血糖就相对比较平稳。

正确的进食顺序

先吃水分高的蔬菜

先吃水分高的蔬菜，因为其含有较多的膳食纤维、水分，可大大提高饱腹感，能使人不自觉地减少热量摄入。一般吃饭时，最先吃的食物总是容易吃得多。

再吃高蛋白质食物

鱼肉、鸡肉、大豆及其制品等富含优质蛋白质，可以帮助增加肌肉量，提高基础代谢率，而且蛋白质属于大分子物质，需较长时间消化（2~4 小时），可延缓胃排空时间。

最后吃主食

之前进食的食物已使人有了一定的饱腹感，此时再吃主食，不仅方便控制整顿饭的总热量，还能预防因血糖骤升骤降导致饿得太快。

059 工作繁忙、外食较多的糖尿病患者怎么吃？

扫一扫，听音频

吃饭按时按点；点菜心中有数；饭后适当活动。

吃饭记得按时按点

如果你是正在服用控糖药物或者使用胰岛素的糖尿病患者，那么按时吃饭和吃什么一样重要。按时吃饭可以减少出现低血糖的概率。日常要为延迟进餐做好准备，比如随身携带几块饼干、巧克力等。如果外出吃饭的时间确实比平常吃饭的时间晚，可以提前吃一份水果（含大约 15克碳水化合物），再吃正餐。

点菜做到心中有数

不点过油的菜，如地三鲜、干煸豆角、水煮鱼等，重油重盐的菜对健康不利。最好多点蒸煮、白灼、清炒的菜，如白灼虾、清炒西蓝花等。荤菜的选择顺序大概如下：鱼虾、鸡肉、猪牛羊肉，避免加工肉制品。可以加点红薯、玉米、芋头等代替主食，减少吃炒面、炒饼、炒饭等。避免喝碳酸饮料，尽量喝白开水。

饭后不妨遛遛弯

外出就餐在量上确实更难掌控，很容易就吃多了。多摄入的热量可以通过运动来消耗。以一个体重 60 千克的成年人为例，100 克熟米饭可以用 30 分钟左右的健步走来消耗。

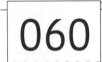

060

糖尿病患者能不能喝咖啡？

扫一扫，听音频

可以喝，但要选对款、选对时间并控制好量。

对于糖尿病患者来说，喝咖啡应注意以下几点。

1. 选对款。糖尿病患者适合喝的是不加糖、不加咖啡伴侣的美式咖啡，像摩卡、焦糖玛奇朵等是不推荐的。

2. 别过量。每天喝 1~2 小杯即可。咖啡因的摄入量应控制在 200 毫克内，即约 350 克现煮咖啡。

3. 选对时间。最好在两餐之间作为加餐喝。

对于糖尿病患者个人来说，到底能不能喝咖啡，还是要根据喝咖啡后的血糖变动和自身反应来定。

061

注射胰岛素控制血糖，进餐时间如何安排？

扫一扫，听音频

注射胰岛素需要与进餐时间密切配合。

使用短效胰岛素时，应在注射后 15~30 分钟进餐；使用混合胰岛素时，应在注射后 15~30 分钟进餐或者根据个人情况来制订方案。具体的进餐时间安排应根据病情在医生的指导下决定。

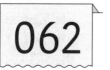

062 低血糖时选择什么食物更合适?

扫一扫,听音频

糖尿病患者如果意识不清,应立即送往医院。如果意识清楚,可以通过"15-15原则"自我调整。

当血糖值低于3.9毫摩/升或感受到身体发出的低血糖信号时,可以马上摄入含15克碳水化合物的食物,这就是第一个"15"。这能够帮助大家快速地升高血糖,避免危险,同时又不致补得太多,使血糖升得太高。

15克碳水化合物相当于

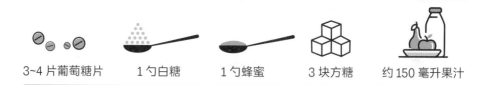

| 3~4片葡萄糖片 | 1勺白糖 | 1勺蜂蜜 | 3块方糖 | 约150毫升果汁 |

第二个"15"是15分钟等待时间。因为低血糖通常让大家感觉很不舒服,容易不停拿东西吃,反而会补过了,所以吃完含15克碳水化合物的食物,需要等待15分钟再次测血糖,如果血糖值还是低于3.9毫摩/升,要重复进食一次含15克碳水化合物的食物。如果症状仍没有改善,要尽快去医院治疗。如果症状改善了,但距离下一餐还有1小时以上,可以再适量吃点东西,比如喝一杯牛奶。

第三章

运动篇

怎么运动能更好地控制血糖？

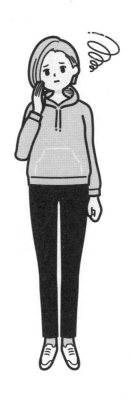

一图读懂本章要点

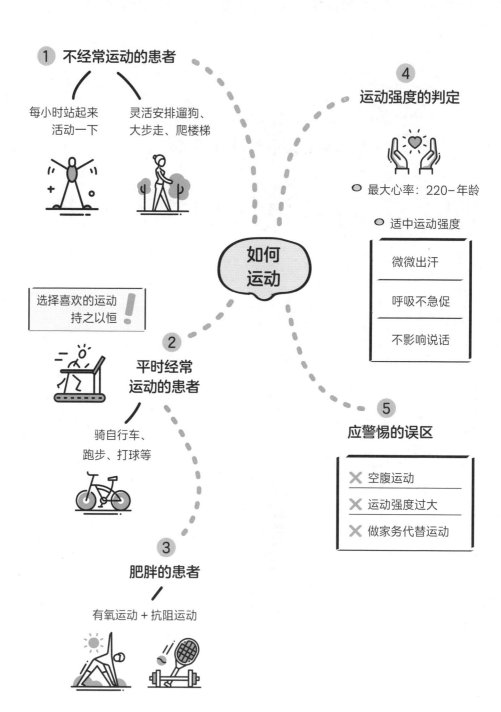

1 **不经常运动的患者**

每小时站起来活动一下

灵活安排遛狗、大步走、爬楼梯

选择喜欢的运动持之以恒！

2 **平时经常运动的患者**

骑自行车、跑步、打球等

3 **肥胖的患者**

有氧运动 + 抗阻运动

如何运动

4 **运动强度的判定**

最大心率：220-年龄

适中运动强度

| 微微出汗 |
| 呼吸不急促 |
| 不影响说话 |

5 **应警惕的误区**

✕ 空腹运动
✕ 运动强度过大
✕ 做家务代替运动

063 运动能给糖尿病患者带来什么好处？

扫一扫，听音频

1. 提高胰岛素敏感性，帮助控制血糖。

2. 减轻体重。

3. 降低血压和血脂。

4. 改善心肺功能。

5. 提高免疫力。

064 糖尿病患者运动应遵循什么原则？

扫一扫，听音频

1. 每位糖尿病患者的病程、血糖控制情况、并发症的情况、生活背景和生活习惯均不同，在开始运动前宜在相关专业人员指导下进行必要的健康评测和运动能力评估，遵循个体化原则，更科学也更安全。

2. 建议每周进行 150 分钟中等强度的有氧运动，如 1 周运动 5 天，每次 30 分钟。每周最好进行 2 次抗阻运动。联合进行抗阻运动和有氧运动可获得更大程度的代谢改善。

3. 运动前后要加强血糖监测，运动量大或激烈运动时应临时调整饮食及药物治疗方案，以免发生低血糖。

4. 养成健康的生活习惯。培养活跃的生活方式，如增加日常身体活动、避免久坐等，将运动融入日常生活。

065 糖尿病患者在哪些情况下不能做运动?

扫一扫，听音频

一般来说，若 2 型糖尿病患者自我感觉良好，不必因血糖高而推迟运动。但是如果出现下面的情况，就不建议做运动，病情控制稳定后方可逐步恢复运动。

1. 空腹血糖 >16.7 毫摩 / 升，尤其是尿酮体阳性或有酮症酸中毒的患者，暂时不宜运动，应待血糖稳定、酮体消失后再运动。

2. 出现明显低血糖或血糖波动较大，发作时血糖低于 4 毫摩 / 升的患者，暂时不宜运动，应待血糖稳定后再运动。

3. 合并各种急性感染，特别是发热时，切忌强行运动，应待感染得到控制、体温正常后再运动。

4. 合并未控制的高血压，血压超过 180/120 毫米汞柱的患者，应待药物治疗、血压稳定后再运动。

5. 伴有心功能不全、心律失常，稍微活动一下就感觉胸闷、气喘的糖尿病患者，病情有可能在运动后加重，应待药物治疗、心功能稳定后再运动，还应遵医嘱进行心脏康复训练。

6. 合并糖尿病严重并发症者，如合并严重的眼底病变，眼科检查提示有眼底出血者，应咨询医生后选择合适的运动；患有严重糖尿病足的患者，应先控制足部感染，待病情好转后再进行运动，否则有加重足部溃烂的风险。

066 如何选择适合自己的运动方式?

扫一扫，听音频

在选择运动方式时，要考虑到年龄、性别、体质、生活方式等的不同，因人而异、因时制宜，选择个体化的运动方式。

总体来说，糖尿病患者的运动应具备三个特点：适量、全身性、有节奏。有氧运动就同时具备这三个特点，而且强度低、持续时间长，可以达到让人呼吸急促又不会气喘吁吁的程度，使人微微出汗又不会大汗淋漓。

综合来说，适合大多数糖尿病患者的运动有做操、打拳、慢跑、快走、踢毽子、打羽毛球、打乒乓球、跳交谊舞等，既能锻炼身体，又能让人放松心情，还便于长期坚持。

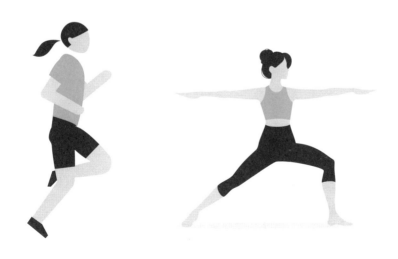

选择自己喜欢的运动项目，并长期坚持

在选择运动项目的时候，尽量选择自己喜欢的运动项目，这样才便于长期坚持，当然也要结合自己的病情和体力状况来选择。

中低强度的有氧运动是首选

糖尿病患者进行运动应首选中低强度的有氧运动。一般来说，老年人要做低强度运动，年轻人可以做中等或高强度运动。

不经常运动的糖尿病患者的运动选择

对于体力有限或平时缺乏运动的糖尿病患者来说，一开始，要选择简单的运动方式，运动量要小些，能够较好地适应以后，再适当增加强度。

平时经常运动的糖尿病患者的运动选择

对于经常参加运动、体力较好的糖尿病患者，可以在合理范围内根据自己的喜好选择一些运动项目，这样有利于持之以恒。

肥胖的糖尿病患者的运动选择

肥胖的糖尿病患者可以在有氧运动的基础上，适当进行一些抗阻运动，比如蹲跳、俯卧撑、哑铃运动等，有助于减重。

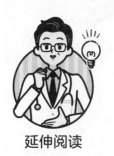

延伸阅读

病情不同，运动也应不同

病情较轻的年轻糖尿病患者如果只是进行短时间散步等运动可能达不到理想的效果，因此应该根据个人的身体状况和喜好增加运动强度。

老年糖尿病患者或有较重并发症的患者不宜进行高强度运动，每次运动时间不宜太长，也不要做过度屈伸或倒立的运动。

067 运动前应该做哪些准备？

扫一扫，听音频

身体状况良好，做适量准备活动。

1. 运动前要测血糖、血压，保证身体状况良好。

2. 运动前要做适量的准备活动，其目的在于通过较为缓慢的、渐进的方式逐步增加运动的强度，以提高心血管系统对运动的适应性，帮助改善关节、韧带、肌肉的柔韧性，避免肌肉、韧带的拉伤等。选择什么样的准备活动因人而异，可以根据自己的情况选择喜欢的方式进行热身，如伸展伸展腰背、踢踢腿、慢走一会儿等。准备活动一般要进行 5~10 分钟。

068 空腹运动效果好吗？

扫一扫，听音频

原则上，运动比不运动好，餐后运动比空腹运动好。

有些人喜欢在清晨空腹运动，认为起床后空气清新，锻炼后一天都精力充沛。但对有些糖尿病患者来说，空腹血糖本身就低，再运动容易有低血糖的风险，所以主张餐后运动更好。建议糖尿病患者进餐 30 分钟后进行运动。

069 运动强度大一些，控糖效果更好吗？

扫一扫，听音频

并不是。

过度运动容易引起低血糖反应，这种反应可能发生在运动后的2~12 小时甚至 24 小时内。运动强度越大，运动时间越长，低血糖反应的时间跨度就越长。需要注意的是，低血糖比高血糖对身体造成的危害更迅猛、更大。控血糖不仅要"控高"，还要"控低"。

070 出现哪些情况应停止运动？

扫一扫，听音频

糖尿病患者出现下列情况应停止运动，若症状持续不缓解或加重，应尽快就医。

1. 出现面色苍白、出冷汗、全身颤抖等症状。

2. 出现眩晕、轻度头痛或身体任何一部分突然疼痛或麻木。

3. 出现上腹部疼痛或感到胃灼热（烧心），出现一过性失明或失语，出现关节疼痛。

4. 出现胸部、上臂、咽喉部不适（老年人或心脏病患者出现这种感觉，往往是心肌供血不足，甚至是心肌梗死的先兆）。

5. 出现心脏不适的症状，如心悸、心率（脉搏）过快、过慢或不规则、心绞痛等。

071 糖尿病患者是否都需要日行万步？

扫一扫，听音频

并不是，如有关节疾病、年龄大的患者并不需要日行万步。

很多患者认为日行万步才能保持健康，把血糖控制好。实际上，如果不考虑自己的情况，盲目追求步数，反而可能损伤关节，得不偿失。而且，日行万步没有对运动强度做出要求，如果是低运动强度的散步，并不能起到良好的运动降糖效果。

一般来说，糖尿病患者每天快走 6000 步，就可以达到不错的降糖效果。

072 如何提高参加运动的积极性？

扫一扫，听音频

1. 列出每日计划，最好把计划写下来，并放在醒目的地方，每天提醒自己。

2. 跟朋友结伴进行锻炼或选择自己感兴趣的运动项目，这样锻炼时既不会感到枯燥乏味，又容易坚持。

3. 可以将各种运动交替进行，如果长时间进行同一种运动，容易失去运动兴趣。

073 如何判断自己的运动强度是否合适？

可以通过测心率和评价身体活动强度来判断。

最适合减重的心率

心率达到一定标准时才有燃脂减重的效果，这可以根据最大心率算出。每个人的心率不同，所以最大心率也不同。最大心率可根据年龄算出，最大心率等于 220 减去年龄。一般来说，可根据最大心率将心率分为以下 5 个区间。

热身	燃脂减重	有氧耐力	无氧耐力	极限
最大心率的 50%~60%	最大心率的 60%~70%	最大心率的 70%~80%	最大心率的 80%~90%	最大心率的 90%~100%

研究发现，当心率保持在最大心率的 60% ~ 70% 时，燃脂减重效果最佳。

身体活动强度

身体活动强度指单位时间内身体活动的能耗水平或对人体生理刺激的程度，分为绝对强度和相对强度。国际上通用的表示绝对强度的单位是代谢当量（MET，梅脱），相对强度属于生理强度的范畴，一般使用最大心率的百分比来表达。

运动强度	代谢当量	自我感觉	运动形式
低强度	< 3 MET	运动中能轻松自如地谈话、唱歌，心跳、呼吸没什么变化，不出汗	做家务活、侍弄花草、提笼遛鸟、散步、打太极拳、练气功、钓鱼等
中强度	3~6 MET	需用力但仍可以在活动时轻松讲话	快走、爬楼梯、跳舞、演奏乐器、休闲游泳、打网球、打高尔夫球等
高强度	6~9 MET	需要更用力，心跳更快，呼吸急促	跑步（5 千米 / 小时）、快速蹬车、比赛训练或进行重体力活动（如举重、搬重物等）等

注：1MET 约相当于安静时的能量消耗（耗氧量）。

适中运动强度的生理表现

1. 运动过程中微微出汗，呼吸和心跳稍有加快，呼吸不急促，不影响正常对话。

2. 运动结束后，心率可在 5~10 分钟恢复正常。

3. 运动后感觉稍累，没有持续的疲劳感或者其他不适感，即便出现疲乏倦怠或肌肉酸痛，也可在短时间内消失。

4. 运动后食欲和睡眠良好。

如果运动后，休息 10~20 分钟心率仍不能恢复正常，出现疲劳、心慌、食欲减退、睡眠不佳等情况，则为运动量过大，应该酌情减少运动量；反之，在运动中可以自如唱歌，运动后身体无发热感、没有出汗，心率无变化或者在 2 分钟内迅速恢复，则表示运动量不足，可适度增加运动量。

074 如何利用碎片化时间来运动控糖？

扫一扫，听音频

很多人不愿意运动的主要原因是没有时间，其实运动没有那么难，可以利用碎片化时间来运动。

1. 微调出行方式。如果是自驾上班，早上提前几分钟出发，可以选择把车停在离公司 5~10 分钟步行路程的停车场，然后步行去上班。如果乘坐公共交通工具上班，下班回家可以提前 1~2 站下车，这样每天能多出 10~20 分钟的运动时间。如果居住地距离公司很近，每天骑自行车上班，也可以跑步或步行上班。

2. 变静为动。打电话的时候站起来走一走，等公交、地铁的时候可以踱步几分钟，工作日上班隔 1 小时就站起来接杯水，和同事交流一会儿。总之，要有意识地减少静坐的时间。

3. 化整为零。可以把零碎的时间利用起来做运动，每次 5 分钟，做 6 次，或者每次 10 分钟，做 3 次，也可以每次 15 分钟，做 2 次。特别是午饭过后如果时间充裕，可以多走动走动，也可以打一会儿羽毛球，这些运动都有利于控制血糖。

4. 好好利用居家的时间。刷牙、烧水、看电视的时候都可以随便走动走动，能站着尽量不坐着，可以多摆摆臂、抬抬腿。睡前可以做一会儿瑜伽，晚饭后可以和孩子一起玩些小游戏。

075 糟糕天气里如何运动？

扫一扫，听音频

不放过一切运动的机会，尽可能创造适合自己运动的条件。

总听见有人说，"冬天太冷了""夏天太热了""今天有雨""现在外面下雪呢"，都不适合运动，其实很简单，可以购置一台跑步机或者简易踏步机，有时一对哑铃就够了。下面提供一些方法教你在没有条件运动的时候让自己动起来。

1. 室内运动时放点有氛围的音乐。如果想跑步、跳舞，就放点有节奏的音乐，想尽一切办法调动身体的细胞；如果想做瑜伽，可以放点舒缓的音乐。

2. 多安排一些没有尝试过的活动。比如参观当地的图书馆、博物馆、天文馆、室内溜冰、游泳、打桌球、打网球等，都可以尝试。只要天气不是特别恶劣，都可以出门活动。

3. 在照看孩子的同时，也能不耽误运动。运动时可以把孩子放在你的视线范围之内，这样既能引起孩子的好奇心，又能与孩子进行互动。如果孩子年龄稍大些，还可以和孩子一起运动，比如做亲子瑜伽，一起跳绳、踢毽子等。

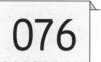 **076** 运动导致血糖升高，需要控制吗？怎么控制？

这是运动强度过大导致的。建议糖尿病患者做中低强度的运动。

一些研究发现，当人的运动强度超过某一界限后，血糖水平就会升高，这个界限一般为心率达到最大心率的 80%~90%。当运动强度超过这一界限后，我们的呼吸会变得困难而不得不大口喘气以满足机体对氧气的需求，此时交感神经明显兴奋，刺激肾上腺素和去甲肾上腺素的释放，并刺激肝脏将储存的糖原转化为葡萄糖释放到血液中。当血糖升高的速率大于肌肉吸收血糖的速率时，血糖自然就升高了。

通常建议糖尿病患者进行中低强度的有氧运动，但是有些年轻的患者会觉得做高强度的运动对降低血糖有更好的效果，所以就自行加大运动强度，殊不知强度过大的运动会导致血糖不降反升。

由此可见，糖尿病患者选择运动方式以及运动强度时不可随性进行，应当有计划、有步骤地进行运动，运动前后勤测血糖很重要。

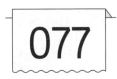

077 运动后可以立即休息吗？

扫一扫，听音频

不要立即停下来休息。

运动后最好不要立即停下来休息，应进行 15 分钟左右的拉伸运动、慢走、自我按摩等，待心率、血压下降至正常水平后再进行休息。

078 做家务能代替运动吗？

扫一扫，听音频

家务劳动不能完全代替运动。

家务劳动虽然烦琐、累人，但实际上消耗的热量并不多，大多属于轻体力劳动，且常以局部运动为主，不能代替全身运动。因此，糖尿病患者还是要安排单独的时间进行锻炼。至于进行何种运动，可以根据自己的工作、居家环境和自身条件酌情选择。如果实在没时间运动，也可以适当多做点家务，做总比不做好。

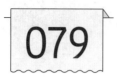

如何预防运动中出现低血糖？出现低血糖怎么办？

运动前做好准备，科学运动；如有不适，应补充糖分或及时就医。

在运动前后及运动过程中注意监测血糖，尤其是初次运动时，或进行一种新活动时，每隔 30 分钟或 60 分钟应进行一次血糖监测，以便及时发现低血糖的发生。若运动前血糖 <5.6 毫摩 / 升，应适当进食后再开始运动。若进行长时间或高强度的运动，可适当加餐以防止低血糖发生。随身携带巧克力糖块或含糖饼干等含糖食物，以防备低血糖发生。运动中如出现虚弱乏力、出汗、心悸、颤抖、头痛、头晕等状况，应警惕是否为低血糖反应。

运动中一旦发生低血糖，应立即停止运动并进食含糖食物，如果低血糖仍不能缓解，应尽快前往附近医院就诊。

糖尿病患者如何减少运动中的不适？

1. 运动前应做好热身准备工作，熟悉运动环境，运动衣和鞋子要大小合适，尤其要确保鞋子内没有异物。

2. 不空腹运动，适度进食后休息约半小时再运动。

3. 运动前不要吃得过饱或饮用兴奋性饮料。

4. 每次运动结束时不应骤然停止。

5. 避免突然增加运动量。

081 运动时应选择
什么样的鞋子？

扫一扫，听音频

最好不要选择布鞋，选择底硬、垫软、宽头的鞋子。

很多患有糖尿病的老人喜欢穿布鞋散步，觉得布鞋柔软、轻便，价格又低廉。其实，最好不要选择布鞋，因为布鞋底很容易被石子等扎破。如果糖尿病患者有神经病变，对疼痛的感觉会很弱，脚被扎破也很难察觉，容易引起足部溃疡。所以糖尿病患者尤其是老年人，最好选择底硬、垫软、宽头的鞋子。

082 运动时应选择
什么样的服装？

扫一扫，听音频

要随季节、天气等来选择服装。

冬季要选择保暖的服装，最好选择多层薄的衣服，在运动过程中如果感到热，可以脱掉几件。最外层最好穿羊毛制品等透气性较好的保暖服装。外出时戴好耳套、手套等。

在暖和的季节，糖尿病患者最好选择透气性好的服装。夏季最好预备一顶轻便的帽子，防止阳光直射，避免头部皮肤晒伤。在服装面料的选择上，最好选用质地轻柔、干爽、透气性佳的面料。

083　郊游是一种运动吗？

扫一扫，听音频

郊游也是一种不错的运动。

　　天气晴朗的季节，糖尿病患者可以跟家人、朋友或同事一起去有山有水的地方郊游。投入大自然的怀抱也是调节心情的好办法。糖尿病患者可以尽情享受郊外新鲜的空气。

　　郊游时，不要选择危险的路线。可以乘坐公共汽车到半路下车，或者选择走单程。上坡时步行，下坡时利用交通工具。这样既能达到运动目的又比较安全。轻装上阵，随身携带食品和水，以便及时补充能量。

084　运动中如何补水？

扫一扫，听音频

别等到口渴时再喝。

　　糖尿病患者在运动过程中，除了消耗热量，还会消耗大量水分以及一些矿物质，如果不及时补充，可能会导致机体缺水。因此，运动一段时间（如 15~20 分钟）要喝些水，而不是等到口渴时再喝。运动时间较短时，喝矿泉水、淡茶水较适合。如果运动时间超过 1 小时、运动量较大、出汗较多时，也可以喝点淡盐水。

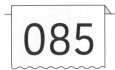

如何正确处理运动损伤？

扫一扫，听音频

"RICE" 法则教你在第一现场正确处理运动损伤。

R-Rest（休息）

在平时的运动中，一旦受伤，首先要立即停止运动，进行休息。休息可以抑制肿胀和炎症，把出血控制在最小限度内。咬牙坚持运动只会让伤情变得更糟，也不利于后期恢复。

I-Ice（冰敷）

对于一些急性损伤，应在第一时间对伤处进行冰敷，以使局部血管收缩、血液循环减慢，抑制发炎。注意不要让冰块直接和皮肤接触，可以用湿毛巾包裹后再冰敷，并且每敷 15~20 分钟要休息半小时左右。

C-Compression（加压包扎）

在冰敷的间歇，可以对伤处进行加压包扎。加压包扎可使伤处内出血及瘀血现象减轻，并能促进其吸收。

E-Elevation（抬高伤处）

将受伤的部位比如脚踝，抬高至高于心脏的位置，可以减少因重力而回流至伤处的血液，减轻内出血，加速恢复。受伤后的 1~3 天里尽可能抬高伤处，并避免用太热的水洗澡。

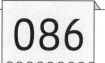 **如何根据运动情况来调整用药量?**

扫一扫，听音频

糖尿病患者要根据用药时间来安排运动，也要根据运动情况来调整用药量。

一般来说，不要在胰岛素或口服降糖药作用最强的时候运动，以免导致低血糖，应该在药效开始减弱的时候做运动。

注射胰岛素的患者，在注射短效或速效胰岛素1小时内，或注射中效胰岛素1.5小时内不宜运动，否则会加快胰岛素的吸收，很容易发生低血糖。另外，还要根据运动情况来调整用药量。

调整药物剂量

如果每天有效运动（心率达到最大心率的60%以上）超过30分钟，可减少20%口服降糖药物的用量。

调整胰岛素用量

早餐前注射中效胰岛素者，可在运动前将胰岛素用量减少30%~50%，或者改为分次注射，其中早餐前用65%，晚餐前用35%。使用中效和短效胰岛素治疗者，运动前可减少中效胰岛素用量。使用短效胰岛素多次注射者，运动前可将胰岛素用量减少30%~50%，运动后根据血糖情况调整用量。胰岛素治疗者应避免饭后马上运动，宜在注射胰岛素并进餐1小时后运动。

第四章

体重管理篇

管理好体重，
使血糖更平稳

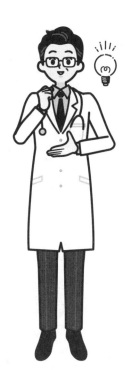

一图读懂本章要点

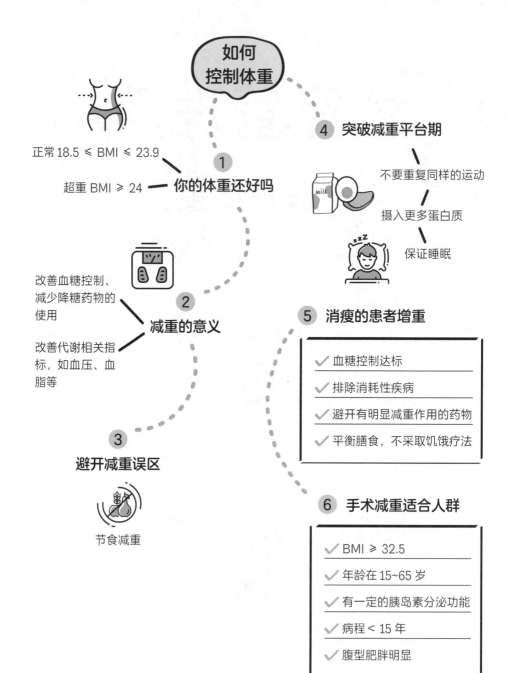

如何控制体重

正常 18.5 ≤ BMI ≤ 23.9

超重 BMI ≥ 24

1 你的体重还好吗

改善血糖控制、减少降糖药物的使用

改善代谢相关指标，如血压、血脂等

2 减重的意义

3 避开减重误区

节食减重

4 突破减重平台期

不要重复同样的运动

摄入更多蛋白质

保证睡眠

5 消瘦的患者增重

✓ 血糖控制达标

✓ 排除消耗性疾病

✓ 避开有明显减重作用的药物

✓ 平衡膳食，不采取饥饿疗法

6 手术减重适合人群

✓ BMI ≥ 32.5

✓ 年龄在 15~65 岁

✓ 有一定的胰岛素分泌功能

✓ 病程 < 15 年

✓ 腹型肥胖明显

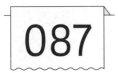

087

如何判断身体是否过胖？

扫一扫，听音频

一般来说，如果 BMI ≥ 24 千克 / 米^2，身体就已经超重了。

BMI = 体重（千克）÷ 身高的平方（米^2）

BMI 即体质指数，该指数能简单地衡量人的胖瘦程度。

分类	偏瘦	正常	超重	肥胖
BMI(千克/米^2)	< 18.5	18.5~23.9	24.0~27.9	≥ 28

注：数据来源于《中国超重 / 肥胖医学营养治疗指南（2021）》。

088

减重对超重和肥胖的糖尿病患者有何意义？

扫一扫，听音频

　　超重和肥胖的 2 型糖尿病患者通过合理的体重管理，可以改善血糖控制、减少降糖药物的使用，还可以改善代谢相关指标，如血压、血脂等。超重和肥胖的糖尿病患者的短期减重目标为 3~6 个月减轻体重的 5%~10%，对于已经实现短期目标的患者，应进一步制订长期（例如 1 年）综合减重计划。

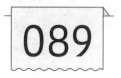 **089**

超重和肥胖的 2 型
糖尿病患者体重管理
的方式有哪些？

扫一扫，听音频

超重和肥胖的 2 型糖尿病患者可以通过生活方式干预、使用
具有减重作用的降糖药物或减肥药物、代谢手术等综合手段
来进行体重管理。

生活方式干预。通过低热量饮食，保持每周 200~300 分钟中、高强
度的体育锻炼，达到每天减少 500~750 千卡总热量的目标。

药物治疗。超重和肥胖的糖尿病患者选择降糖药物时应综合考虑药物对
体重的影响，尽量减少增加体重的降糖药物，部分患者可考虑应用减重药物。

手术治疗。肥胖的 2 型糖尿病患者应尽量采用生活方式干预及药物治
疗，血糖仍然控制不佳者可考虑代谢手术治疗。

 090

为什么糖尿病患者
不能节食减重？

扫一扫，听音频

节食减重有损健康，且易反弹。

节食减重是一种快速减肥法。任何一种声称快速减肥的方法，要么
是有损健康的，要么是容易反弹的。

糖尿病患者如果一味通过节食来给胃肠道减负，不仅会增加低血
糖、营养不良等风险，还会使自己很痛苦，难以坚持。所以，在选择之
前务必仔细斟酌。无论做什么事情都是"一分耕耘，一分收获"，减重
也是如此。

091 在减重的过程中，运动后很饿怎么办？

应循序渐进地减少进食量。运动后很饿，可以吃一些黄瓜或番茄。

在减重的过程中，应循序渐进地减少进食量，以免迅速产生饥饿感。运动后出现饥饿感是正常的。如果在运动后饥饿难耐，可以适当吃一些黄瓜或者番茄来预防低血糖。

092 有没有让人越吃越瘦的食物？

并不存在让人越吃越瘦的食物。

食物中能够提供热量的成分有三种：碳水化合物、脂肪和蛋白质，这三种成分的吸收都要消耗热量。食物热效应就是指由于进食而引起热量消耗增加的现象。脂肪的食物热效应约占其热量的 4%~5%，碳水化合物为 5%~6%，而蛋白质要高得多，能达到 30%~40%。可以发现，哪怕是食物热效应最高的蛋白质，消化吸收也只用掉三分之一左右的热量。人们的身体只要吸收营养成分，就一定会产生热量。也就是说，世界上根本不存在让人越吃越瘦的食物，只要含有碳水化合物、脂肪和蛋白质，就一定会给身体带来热量。哪怕是黄瓜、芹菜这样的食物，也是有一定热量的。

093 每周健身次数越多,
减重效果越好吗?

扫一扫,听音频

并不是。一周健身 3~4 次为宜。

一周健身几次,没有绝对的标准,通常建议以 3~4 次为宜,但绝对不是越多越好。有统计显示,普通锻炼者每周运动超过 5 次,运动损伤率会呈直线上升趋势。以慢跑为例,完成一次 5 千米的慢跑,脚部反复着地高达五六千次,即下肢受到了五六千次的冲击,每次冲击力是身体重量的 2~4 倍甚至更高。普通锻炼者下肢肌肉又普遍薄弱,难以起到很好的缓冲和稳定关节作用,易造成运动损伤。因此,绝对不是健身次数越多,减重效果越好。

 094 肥胖的糖尿病患者在
饮食上如何制造热量
缺口来减重?

扫一扫,听音频

1. 先吃蔬菜。蔬菜不但能占据胃部大部分空间,使人更容易产生饱腹感,还可以提供很多有益的微量营养素和可溶性膳食纤维,减慢血糖上升的速度。

2. 高蛋白食物不可缺少。蛋白质进入胃部之后,胃排空的速度会减慢,可以产生强烈的饱腹感。日常可适当多摄入鱼肉、鸡胸肉、豆类等高蛋白食物。

3. 选择优质的含碳水化合物的食物,如燕麦、芸豆、藜麦、小米等,增加饱腹感。

095 怎样突破减重平台期？

从饮食上、运动上、心态上等全方面做出调整，尽快突破平台期。

调整运动计划

1. 不要一直重复同样的运动，尝试多样化的运动，跑步、跳绳、游泳、拳击等都可以试试，还能增加运动乐趣。

2. 加强力量训练，有助于增加肌肉，肌肉比重越大，热量消耗越多。力量训练不一定要去健身房，可以在家尝试一些不需要器械就能进行的力量训练，比如俯卧撑、深蹲、波比跳等。

3. 提高训练难度，突破平台期。一般可以这样做：增加训练动作的数量；增加训练组数；增加训练负荷；减少组间休息时间。

调整饮食和睡眠

1. 适度节食，均衡膳食营养。适量多吃膳食纤维含量高的蔬果，可在延长饱腹感的同时促进肠道健康。

2. 摄入更多蛋白质。摄入富含蛋白质的食物除了可以增肌，还能增加饱腹感，从而帮助节食者减轻更多体重。

3. 尽量保证每天睡眠时间达到 7~8 小时。睡前减轻压力的方法有听音乐、泡澡、阅读、散步、慢跑等。

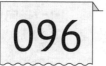

096 消瘦的糖尿病患者如何增加体重？

扫一扫，听音频

控好血糖，平衡膳食，控制总热量。

糖尿病患者其实并不是越瘦越好，长期体重偏低，有可能会出现疲乏无力、营养不良甚至免疫力下降等健康问题。消瘦的糖尿病患者如何适当增重呢？

很多消瘦的糖尿病患者血糖控制不达标，这类患者只要把血糖控制在标准范围内，保证热量的摄入，体重就不会再下降，甚至会有所增加。

还有一部分消瘦的糖尿病患者对饮食控制得过于严苛，建议这类患者平衡膳食，控制总热量，而不是采取饥饿疗法。

需要注意的是，有些降糖药有很明显的减重作用，想增重的糖尿病患者应该避免使用下面这些药物。

GLP-1（胰高血糖素样肽 -1）受体激动剂	利拉鲁肽、度拉糖肽、司美格鲁肽
SGLT-2（钠 - 葡萄糖协同转运蛋白 2）抑制剂	达格列净、卡格列净、恩格列净
双胍类	二甲双胍

消瘦的糖尿病患者还需要注意是否合并了肿瘤、甲亢、结核病等同样会导致消瘦的消耗性疾病。

097 降体重与增肌产生矛盾怎么办？

扫一扫，听音频

控制有氧运动次数，拒绝抗阻系数太高的力量训练，补充足够的蛋白质和碳水化合物。

1. 控制有氧运动次数。有氧运动可分解脂肪、肌肉组织，对增肌困难户来说，过量的有氧运动会影响增肌效果。因此，需要控制有氧运动的时间和次数，重视力量训练。适量的有氧运动可以提升体能耐力，促进肠道蠕动，同时提升运动表现力，建议每周有氧运动次数不超过 3 次，每次运动时间不超过 30 分钟。对于有氧运动项目的选择，尽量选择中高强度运动项目，少选择低强度运动项目。

2. 拒绝抗阻系数太高的力量训练。抗阻系数太高的力量训练练出来的肌肉大部分是白肌，对提升爆发力有用，但对血糖的影响微乎其微。要适当使用杠铃、哑铃等来训练，这样练出来的肌肉红肌比例较高，红肌才是储存糖原的肌肉。

3. 补充足够的蛋白质和碳水化合物。蛋白质是肌肉的原料，没有充足的蛋白质，肌肉无法修复。碳水化合物促进肌肉的合成，因此碳水化合物的摄入也应充足。

098 什么样的糖尿病患者可以考虑手术减重？

扫一扫，听音频

糖尿病病史越短，BMI 值越高，腹型肥胖越明显的患者，越适合手术减重。

可以手术

- BMI ≥ 32.5 千克 / 米 ^{2}
- 年龄在 15~65 岁
- 胰岛 β 细胞存在一定的胰岛素分泌功能，空腹血清 C 肽水平 ≥ 正常值下限的 1/2
- 2 型糖尿病病程 < 15 年
- 男性腰围 ≥ 90 厘米，女性腰围 ≥ 85 厘米，即腹型肥胖明显

慎重手术

- 27.5 千克 / 米 ^{2} ≤ BMI<32.5 千克 / 米 ^{2}
- 经改变生活方式和药物治疗难以控制血糖，并且伴有代谢性疾病，或存在合并症

术后应注意的问题

1. 术后需进行终身的生活方式干预。在医生的指导下，坚持良好的饮食和生活习惯，比如每周规律运动时间不少于 150 分钟，定期评估并及早纠正不良行为。

2. 积极处理合并症，如高血压、血脂异常、高尿酸血症和骨质疏松症等。

3. 若术后体重反弹严重，需查明原因，积极治疗。

第五章

自我监测篇

怎样自测血糖更准确？

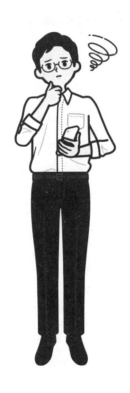

一图读懂本章要点

① 自测血糖步骤

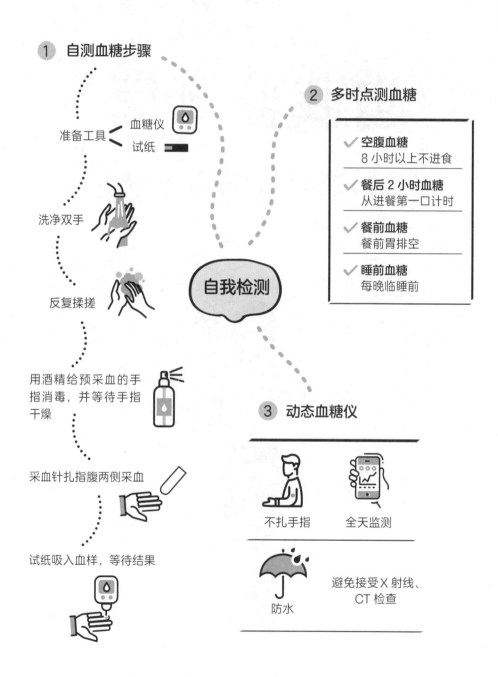

准备工具 〈 血糖仪
　　　　　 试纸

洗净双手

反复揉搓

用酒精给预采血的手指消毒，并等待手指干燥

采血针扎指腹两侧采血

试纸吸入血样，等待结果

自我检测

② 多时点测血糖

✔ **空腹血糖**
　 8 小时以上不进食

✔ **餐后 2 小时血糖**
　 从进餐第一口计时

✔ **餐前血糖**
　 餐前胃排空

✔ **睡前血糖**
　 每晚临睡前

③ 动态血糖仪

不扎手指　　全天监测

防水

避免接受 X 射线、CT 检查

099 得糖尿病五六年了，平时需要监测哪些指标？

扫一扫，听音频

自我监测是糖尿病患者自我管理的重要组成部分。糖尿病患者需要定期做检测的项目，有些是必须到医疗机构去做的，如血生化、尿微量白蛋白、心电图、视网膜检查等，有些是患者自己在家就能做的，如自测血压、血糖等。

在家自测血糖

自测血糖主要是对空腹血糖、餐后 2 小时血糖、餐前血糖和睡前血糖的自测。通过了解血糖水平，决定用药、饮食调整等。

空腹血糖：8 小时以上没有进食，早餐前测得的血糖值。

餐后2小时血糖：从进餐第一口计时，进食后2小时测得的血糖值。

餐前血糖：已就餐，到下一次就餐前胃已排空时的血糖值。

睡前血糖：晚上临睡前所测得的血糖值。

需定期去医院做的检查项目和频次

项目	初诊	每次就诊时	半年1次	一年1次
问诊	√	√		
体检	√	√		
尿液	√			√
糖化血红蛋白	√		√	
肝功能	√			√
肾功能	√			√
血脂	√			√
超声	√			√
心电图	√			√
动态血压监测	√			√
眼底	√			√
神经病变	√			√

注：尿液检查包括尿常规和尿蛋白－肌酐比值；肾功能检查应包含估算的肾小球滤过率、尿酸；超声检查包括腹部超声、颈动脉和下肢血管超声；动态血压监测限于合并高血压者；血糖控制不佳者应每3个月检查1次糖化血红蛋白；肝功能、肾功能、血脂、尿液、心电图、超声、眼底、神经病变检查异常者应增加这些项目的检测频次。

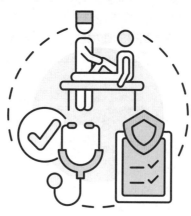

100 怎样选购血糖仪？

扫一扫，听音频

1. 看准确度。血糖仪能否准确地显示血糖值很重要，可拿着血糖仪去医院，同时检测血糖，其显示数值应与医院静脉抽血的测试值相近。

2. 看操作是否简便，是否有图像指导操作。

3. 看试纸。最好选购有效期较长且单独包装的试纸。

4. 最好选择有记忆功能的血糖仪，以便记录测定的血糖值。

5. 看机器的性能。比如采血量的多少、读数的时间、显示屏的大小与清晰度、更换电池是否方便、校正是否方便等。

101 怎样使用血糖仪？

扫一扫，听音频

1. 详细阅读使用说明书，熟练掌握血糖仪的操作步骤，养成良好的操作习惯。

2. 每次检测前，应确保血糖仪正常工作（如检查电池电量是否充足），检查试纸型号是否与仪器相配、试纸是否过期或变质。

3. 注意正确的采血方法和时间。手指采血量太少，测定结果会不准确。针扎得太浅而出血量少时，不要使劲去挤，因为挤出来的血浆会影响结果的准确性。用酒精给手指消毒后，要等酒精完全挥发后再采血，否则酒精会稀释血液，使测试结果偏低。

102 自测血糖时，怎样采指尖血？

1. 首先注意血糖仪的各种提示信号，确保操作前血糖仪有充足的电量。然后调整好血糖仪代码，使之与试纸代码相同。每次自测时，都要确保试纸表面无受潮或受其他污染，切忌用手触摸试纸表面。

2. 采血前要先用温水和中性肥皂洗净双手，再反复揉搓准备采血的手指，直至血量丰富。然后用 75% 的酒精给指腹消毒，待酒精挥发完再扎手指。

3. 将一滴饱满的血滴入试纸的吸血槽中，将试纸插入血糖仪中等待结果，并用棉签或棉球按压被扎手指以止血。需要注意的是，将血滴到试纸上后不要再追加吸血，否则会使测试结果不准确。

103 可以扎脚趾来测血糖吗？

不建议大家扎脚趾来测血糖。

指尖血糖相比腿部（包括脚趾）血糖变化更快，能更好地反映血糖水平。而且，糖尿病足是糖尿病常见并发症，糖尿病患者应给予足部更好的保护，尽量不让其受伤。足部平时穿着鞋袜不透气、活动多，有了创口不易愈合，容易感染。

扫一扫，听音频

理想的血糖自我监测是每天多时点测血糖。

监测模式	监测时间	特点
一天监测7次血糖	三餐前、三餐后2小时、睡前	无论是口服降糖药，还是打胰岛素，如果患者未能了解自己全天的血糖变化，一般需要在一天内连续监测血糖，以便为选择和调整降糖药或胰岛素提供依据
一天监测4次血糖	两种选择：三餐前加睡前；早餐前加三餐后2小时（选择有血糖异常倾向的时间点）	当血糖未达标时，一天监测4次血糖，在调整治疗方案时最常用
一天监测2次血糖	多种选择：早餐前加晚餐前；早餐前后2小时；午餐前后2小时；晚餐前后2小时（选择有血糖异常倾向的时间点）	适用于血糖控制达标且病情较稳定的患者。可根据平时生活变化情况交替选择不同时点测定血糖，一般用胰岛素治疗的患者测定频率要高于口服降糖药的患者
随机监测血糖	不定时，不定次数	适用于任何发生特殊情况或有异常症状的糖尿病患者

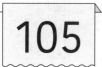 **105** 为什么在家测的血糖值和在医院测的血糖值不一样？

扫一扫，听音频

一个是指尖血，一个是静脉血，所以结果不一样。但在误差范围内都是可以的。

在家用血糖仪测的是指尖血糖，即毛细血管血糖，在医院测的是静脉血浆血糖，测试的标本不同，测试方法也不同，存在一定误差是很正常的。结果一模一样反而是偶然现象。

《中国血糖监测临床应用指南（2021年版）》指出了血糖仪允许的偏差范围。

当血糖浓度 ≥ 5.5 毫摩 / 升时，至少 95% 的检测结果差异在 ±15% 的范围内。

当血糖浓度 < 5.5 毫摩 / 升时，至少 95% 的检测结果差异在 ±0.83 毫摩 / 升的范围内。

如果家里的血糖仪测的血糖值没有超出这个偏差范围，就是没有问题的。如果超出了这个偏差范围，建议去医院校正。确保血糖仪准确，应做到以下两点：(1) 购买国家认证的、正规厂家生产的血糖仪，确保血糖仪质量过关；(2) 掌握正确的测量方法和步骤，这是测量准确与否的关键。

- 测血糖前要清洗双手，避免因手指污染而影响血糖监测结果。
- 扎手指的深浅要适中，很多人怕疼，不敢下手，结果血流不出来，就使劲挤压手指，这样混合了组织积液的指尖血糖是不准确的。
- 确保试纸在有效期范围内。过期的试纸测出的结果往往不准确。

---

106 冬天血糖仪不工作了怎么办？

扫一扫，听音频

别让血糖仪"冻着"。

通常来说，血糖仪允许工作的温度范围是 10~40℃。血糖仪在 10℃以下的测试环境中容易"罢工"。因此千万别让血糖仪"冻着"，进而影响血糖监测结果。

南方冬天没有暖气，室内温度较低，尽量在开空调或人体感到温暖舒适的环境下放置或使用血糖仪。通常北方冬天会有暖气，不会影响血糖仪的使用。除去特殊情况，不建议糖尿病患者冬天在室外检测血糖。由低温的室外携带血糖仪进入室内时，建议不要立即测量，待血糖仪和试纸在室内放置 30~45 分钟再使用。

107 试纸如何存放？

扫一扫，听音频

1. 试纸要密封，适宜的保存温度是 4~30℃，置于干燥阴凉的地方储存，注意防潮避光。

2. 试纸不宜放冰箱储存，因为试纸上的酶在低温下反应速度变慢，或不能完成反应。使用冷藏后的试纸时，应先等其恢复至室温，再开盖取试纸进行检测。

3. 检测时手指不要触摸试纸的测试区。

4. 每次取出试纸后应立即盖紧瓶盖，避免异物进入瓶内或试纸受潮。

108 餐后2小时血糖是用餐过后2小时血糖吗?

扫一扫，听音频

不是。

餐后2小时血糖检测抽血时间计算应该从吃第一口饭算起，而不是从吃完饭的时间算起。这是因为每个人用餐需要的时间长短不一样，如果从餐后开始计时测血糖就会错过血糖值的高峰，所测得的血糖值就不准确了，这也失去了测血糖的意义。餐后2小时血糖是反映胰岛 β 细胞储备功能的重要指标，有助于发现可能存在的餐后高血糖。测量时，应保持与平时一样的时间和剂量服药、注射胰岛素和进食。

109 测空腹血糖6:00~8:00 最准确吗?

扫一扫，听音频

通常是比较准确的。

空腹血糖即"早餐前血糖"，是指隔夜禁食（饮水除外）8~12 小时之后，于次日早餐前采血所测的血糖。

1. 测空腹血糖最好在清晨 6：00~8：00 取血。有人把午餐前空腹抽血测的血糖也称为"空腹血糖"，其实是不对的。如果空腹抽血的时间太晚，所测的血糖值可能因空腹时间过久而偏低，也可能偏高（低血糖后血糖会反跳性升高），因而很难反映患者的真实情况。

2. 采血前不用降糖药物（包括胰岛素）、不吃早餐、不运动，但前一天晚上的降糖药物（包括胰岛素）应当照常应用。

110 餐后2小时血糖不高，餐后3~4小时血糖明显上升怎么办?

扫一扫，听音频

应根据不同情况有针对性地解决。

1. 饮食中蛋白质、脂肪的含量过多，会导致餐后3~4小时血糖明显上升。这需要调整饮食结构来解决。

2. 餐后2小时的低血糖会导致血糖反跳，使餐后3~4小时血糖明显上升。这需要减少餐前的药物用量来解决。

3. 餐后2小时基础代谢率不足也会导致餐后3~4小时血糖明显上升。这需要适当增加餐后2~3小时时段的基础代谢率(如进行运动)来解决。

111 为什么糖尿病患者测血糖前2天要停服维生素C?

扫一扫，听音频

为了提高血糖检测的准确性。

维生素C可与化验血糖的试剂发生化学反应，使化验出的血糖数值偏低。如果糖尿病患者在静脉注射维生素C后再化验血糖，会影响其结果。因此，为了提高血糖检测的准确性，应在进行血糖化验的前3天停用维生素C。需要注意的是，维生素C只会影响糖尿病患者血糖化验的结果，不会真的使患者的血糖水平大幅波动，因此，平时可以放心服用维生素C。

112 不用扎手指、可全天监测血糖的动态血糖仪好不好？

扫一扫，听音频

动态血糖仪是一种体积很小的微创可穿戴式设备。目前，1 型糖尿病患者和血糖波动大的 2 型糖尿病患者使用动态血糖仪的越来越多了，不需要频繁扎手指就能了解自己的血糖变化情况，还能找出自己的血糖规律，发现隐匿性高血糖和低血糖，特别是夜间无症状性低血糖。动态血糖仪检测到低血糖时还会发出警报提醒糖尿病患者，便于糖尿病患者的自我血糖监测和用药调整。

其实，除了上述功能，动态血糖仪还可以用来测试某种食物是不是适合糖尿病患者食用。比如在吃某种食物之前看一次血糖，吃完半小时、1 小时、2 小时、3 小时、4 小时再看几次血糖，将血糖值记录下来进行对比，根据血糖值的变动可以判断这种食物是否适合自己食用。当然，动态血糖仪也可以用来测试某项运动项目或一定的运动量是否适合自己。

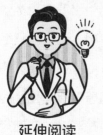

延伸阅读

动态血糖仪可能存在的缺陷

1.与皮肤接触的传感器用一段时间是需要更换的，部分人可能会出现过敏反应。

2.动态血糖仪也需要校准。将自己实测的血糖值输入设备，有利于提高测血糖的准确性。

3.经常佩戴可能会给生活带来不便，价格也不便宜，某些家庭可能消费不起。

113 如何购买动态血糖仪？

扫一扫，听音频

推荐购买实时性动态血糖仪，具体的品牌和型号可根据经济状况、病情程度，咨询医生后进行选择。

目前，市面上的动态血糖仪有两种：回顾性动态血糖仪和实时性动态血糖仪。

回顾性动态血糖仪	实时性动态血糖仪
◎ 一般仅在医院使用 ◎ 一次性佩戴3天后获取这3天的数据 ◎ 价格高昂、不能实时获得血糖数值	◎ 家庭使用，在获得医生建议后进行购买 ◎ 实时监测，动态呈现 ◎ 具体的品牌和型号可根据经济状况、病情程度进行选择

实时性动态血糖仪无须扎手指，只需在手臂上贴一枚硬币大小的传感器，即可随时检测和记录血糖值，并且可以看到每天的血糖曲线，让血糖监测不再限于7次，有效消除了以前监测的盲区。安装一次可以连续使用14天，全程无痛感，可照常生活。

114　动态血糖仪佩戴在左右胳膊都一样吗？

都是一样的，建议选择脂肪厚且不容易被压到的地方。

瞬感测试的标本是组织液，组织液葡萄糖浓度波动会比血液滞后5~10 分钟。使用动态血糖仪还应注意以下几点。

1. 传感器可连续使用 14 天，而且防水。但佩戴传感器期间洗澡、游泳应控制在 30 分钟内，尽量避免剧烈运动、碰撞等。

2. 获得完整葡萄糖图谱应至少每 8 小时扫描一次。

3. 佩戴传感器避免接受 X 射线、CT（计算机层析成像）、磁共振检查。

4. 如果传感器出现渗血应立即摘除，佩戴新的传感器。

115　口服葡萄糖耐量试验怎么做？

葡萄糖耐量试验一般用于糖尿病的诊断，也是检查人体糖代谢调节功能的一种方法，多采用口服葡萄糖耐量试验（OGTT），步骤如下。

1. 试验前空腹 8~10 小时，在早晨 8 点前空腹抽取静脉血。

2. 75 克无水葡萄糖粉溶于 300 毫升温开水中，5 分钟内饮用完毕。

3. 从饮用第一口糖水开始计时，分别于 30 分钟、60 分钟、120 分钟、180 分钟抽取静脉血送检，分别测定上述时间点的血糖值。实际应用中，也可采用简化 OGTT，即只监测空腹和服糖后 2 小时的血糖值。

116 糖化血红蛋白多久测一次，是否需要空腹？

糖化血红蛋白 3~6 个月检测一次，不需要空腹。

糖化血红蛋白（HbA$_{1c}$）是血液中红细胞内的血红蛋白与血糖结合的产物。血红蛋白的工作是携带、运输氧气，当其与血液中的葡萄糖相遇后就会相互结合，糖化血红蛋白就此"诞生"。糖化血红蛋白越高，表示血糖与血红蛋白结合越多，糖尿病病情也越重。

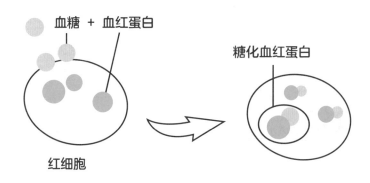

《中国 2 型糖尿病防治指南（2020 年版）》建议，我国 2 型糖尿病综合控制目标是糖化血红蛋白 <7%，如果超过 7%，就要调整目前的饮食、运动、用药等的治疗方案。不过这一数值并不是绝对的，还要参考患者的年龄、病程、预期寿命、并发症等的严重情况，综合评估后再确定如何控制，即控制目标个体化。

在治疗之初至少每 3 个月检测一次，一旦达到治疗目标可每 6 个月检测一次。测糖化血红蛋白不需要空腹，检测结果不受饮食影响。

117
都说糖化血红蛋白是金标准，是不是测了这个就不用测其他项目了？

扫一扫，听音频

不是。还要结合其他血糖监测方法。

　　糖化血红蛋白是血糖监测的重要指标。《中国 2 型糖尿病防治指南（2020 年版）》提出，糖化血红蛋白 ≥ 6.5% 可作为糖尿病的补充诊断标准。

　　由于红细胞寿命、贫血、海拔等因素会影响糖化血红蛋白的检测结果，糖化血红蛋白检测不能像持续血糖监测技术那样提供某一时段内连续、全面的血糖情况，对于每天到底是空腹血糖高还是餐后血糖高、是否出现低血糖等都不能反映。因此还要结合其他血糖监测方法，才能全面了解患者的血糖代谢情况。

118
定期查肝肾功能有必要吗？

扫一扫，听音频

有必要。

　　用药前，要做一次肝肾功能检查，主要是为了了解患者的肝肾功能状况，并以此为参考选择合适的药物。用药后也需要定期复查肝肾功能。虽然降糖药物不伤肝肾，但不能保证肝肾不会受到其他因素的影响。大多数降糖药物进入体内后，都要经过肝脏或肾脏进行代谢。如果在服用降糖药物期间，肝肾受到其他因素的影响而受到损伤，容易造成降糖药物在体内蓄积，蓄积多了，降糖作用就会越来越强，很容易导致低血糖的发生。所以，服用降糖药物期间，也需要定期检查肝肾功能。

第六章

用药篇

必须得用药吗？
如何调整用药？

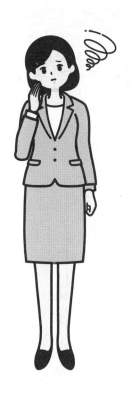

一图读懂本章要点

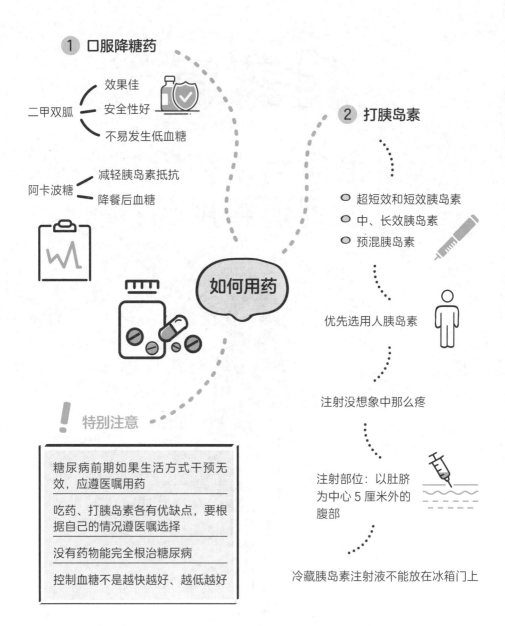

1 口服降糖药

二甲双胍 ｛ 效果佳
安全性好
不易发生低血糖

阿卡波糖 ｛ 减轻胰岛素抵抗
降餐后血糖

如何用药

2 打胰岛素

○ 超短效和短效胰岛素
○ 中、长效胰岛素
○ 预混胰岛素

优先选用人胰岛素

注射没想象中那么疼

注射部位：以肚脐为中心 5 厘米外的腹部

冷藏胰岛素注射液不能放在冰箱门上

！ 特别注意

糖尿病前期如果生活方式干预无效，应遵医嘱用药

吃药、打胰岛素各有优缺点，要根据自己的情况遵医嘱选择

没有药物能完全根治糖尿病

控制血糖不是越快越好、越低越好

119 糖尿病前期人群有必要用药吗？

扫一扫，听音频

生活方式干预如果无效，应遵医嘱用药。

生活方式干预应作为糖尿病预防的基石贯穿于糖尿病前期干预的始终。生活方式干预未达到预期目标（使超重或肥胖个体体质指数达到或接近 24 千克 / 米^2 或体重至少下降 7%，空腹血糖受损者空腹血糖 <6.1 毫摩 / 升，糖耐量减低者餐后 2 小时血糖 <7.8 毫摩 / 升）或者不能坚持生活方式干预的糖尿病前期人群可以在医生指导下考虑药物干预。

目前，被循证医学证实对糖尿病前期有干预效果且有充足安全性证据的药物有阿卡波糖和二甲双胍。空腹血糖偏高的糖尿病前期者可以遵医嘱选择二甲双胍，餐后血糖偏高的糖尿病前期者可以在医生指导下选择阿卡波糖。

从糖尿病前期发展到糖尿病有一个过程。越早发现，越早干预，收益越大。希望糖尿病前期人群能够及早发现、尽快干预，甩掉"糖尿病前期"的帽子，远离糖尿病。

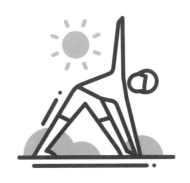

120 市面上有药物能根治糖尿病吗？

目前，还没有一种药物能完全根治糖尿病。

糖尿病的治疗要因人施治、防治结合、综合达标。所以，治疗糖尿病并没有最好的药物，只有最适合某个人的药物。为了达到最好的治疗效果，一定要根据自身病情和经济状况等，在医生的指导下用药。

121 血糖高但无症状，可以不吃药吗？

不要一刀切，分情况来定。中国的糖尿病患者有 50% 以上无明显症状，但血糖已经很高了。如果糖尿病患者的糖化血红蛋白在 9% 以上，就需要吃药，光靠控制饮食、加强锻炼，并不能让血糖降下来。但如果血糖轻度升高，刚超过正常线，医生一般会建议患者先通过生活方式干预（如控制饮食、减轻体重、加强锻炼等）进行治疗，如果 3 个月后血糖仍没有得到较好控制，就需要进行药物治疗了。

122 有没有药物能有效改善胰岛素抵抗？

扫一扫，听音频

阿卡波糖适用于糖耐量减低（IGT）的治疗。

中华医学会糖尿病学分会（CDS）指南和循证结果证明，阿卡波糖可以降低糖尿病前期人群进展为糖尿病的风险，且有效性和安全性良好。STOP-NIDDM 研究是一项随机、多中心、双盲、安慰剂对照的前瞻性研究。研究者从高危人群，尤其是 2 型糖尿病患者的一级亲属中筛查入选患者，共 1429 例患者入选。结果显示，阿卡波糖可使 IGT 人群 3.3 年内进展为糖尿病的风险降低 25%。美国糖尿病预防计划（DPP）研究报告认为，二甲双胍可使糖尿病前期人群糖尿病发病风险降低 31%。

123 控制血糖是不是越快越好、越低越好？

扫一扫，听音频

不是。

糖尿病患者控制血糖时，如果血糖下降过快，难免会因矫枉过正而出现低血糖。轻度低血糖可引起交感神经兴奋，导致心悸、出汗、饥饿及全身瘫软无力，严重的还会导致意识障碍、昏迷。

因此，糖尿病患者应在内分泌或糖尿病专科医生指导下，根据个人的具体情况来确定治疗方案，循序渐进地调整药量，既要使血糖尽快达标并长期控制在正常范围，又要避免急于求成、血糖下降过快导致低血糖。

血糖控制目标	严格	一般	宽松
空腹或餐前血糖（毫摩 / 升）	4.4~6.1	6.1~7.8	7.8~10.0
餐后2小时或随机血糖（毫摩 / 升）	6.1~7.8	7.8~10.0	7.8~13.9
一般病情	新诊断、非老年、无并发症及伴发疾病，降糖治疗无低血糖风险	心脑血管疾病高危人群，同时伴有稳定心脑血管疾病	低血糖高危人群，因心脑血管疾病入院
特殊人群	—	糖皮质激素治疗	中重度肝肾功能不全；75 岁以上老年人；预期寿命 <5 年（如患癌症等）；精神或智力障碍
围手术期	精细手术（如整形）	大中小择期手术、器官移植（包括择期和急诊手术）	大中小急诊手术
重症监护治疗	—	外科重症监护治疗	胃肠内营养或胃肠外营养；内科重症监护治疗

124 糖尿病患者在什么情况下必须用药？

扫一扫，听音频

根据糖尿病的类型、病程来用药。

1 型糖尿病患者在什么情况下用药

1 型糖尿病一经发现就应该使用胰岛素治疗，因为 1 型糖尿病患者体内的胰岛素量不足，只有补充相应数量的外源性胰岛素才能控制病情。

2 型糖尿病患者在什么情况下用药

2 型糖尿病患者，病情较轻的应在医生指导下先进行饮食控制和运动治疗，大约有 20% 的患者血糖可以得到良好控制。如果饮食控制和运动治疗 3 个月后控糖效果不明显，则要根据患者的情况开始药物治疗。一般情况下，当饮食控制、运动治疗后，空腹血糖仍 ≥ 7.0 毫摩 / 升或餐后 2 小时血糖仍 ≥ 10.0 毫摩 / 升时，应开始口服降糖药。对病情严重的 2 型糖尿病患者，医生会给予胰岛素治疗。

2 型糖尿病并发症患者在什么情况下用药

糖尿病急性并发症患者一般直接进行胰岛素治疗。对于慢性并发症患者，应根据不同的病情采取不同的方法，积极治疗并发症。

125

血糖高，到底是吃药好还是打胰岛素好？

扫一扫，听音频

各有优缺点。

有些糖尿病患者固执地认为口服药伤肝肾，还是打胰岛素好；但有些糖尿病患者又怕打胰岛素会上瘾，觉得还是口服药好。其实，这两种观点都不对。

口服药使用起来比较简单，有些口服降糖药甚至还有保护心肾和减肥的作用。而胰岛素的降糖效果确实强，但低血糖的风险也相对高，还可能增加体重，所以，对肥胖的糖尿病患者也不一定是非常合适的。

到底是打胰岛素还是吃药，还要看每个人的具体情况，听从医生建议，不可一概而论。如果单靠口服药就能控制血糖，就没必要打胰岛素。但如果血糖一直控制不好，该打胰岛素还是得打，及时有效把血糖稳定下来，再在医生指导下改成口服药治疗。

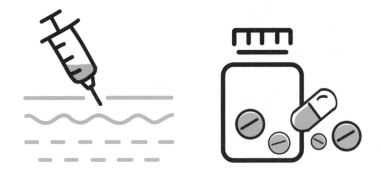

126 为什么得了糖尿病首选二甲双胍？

扫一扫，听音频

二甲双胍降糖效果佳、安全性好，不容易发生低血糖，是降血糖的首选药物。

二甲双胍作为 2 型糖尿病的基础用药，已经被写入全世界的糖尿病指南。大家知道，大多数糖尿病的发病早期，都是以胰岛素抵抗为主的。而二甲双胍对纠正胰岛素抵抗非常有效，而且安全性很好，不容易发生低血糖。正因如此，二甲双胍不仅适用于糖尿病患者，还适用于糖尿病前期人群。

服用时间

二甲双胍是餐前吃还是餐后吃，得看剂型。一般来说，二甲双胍有普通片、缓释片、肠溶片三种类型。普通片和缓释片的胃肠道反应（如腹泻、恶心等）相对较明显，为了减少胃肠道不适，推荐餐时或餐后服用。肠溶片外面有一层包膜，胃不能吸收，进入小肠才能吸收，推荐在餐前 30 分钟服用。

类型	服用次数 / 天	服用时间
普通片	1~3 次	餐后
缓释片	1~2 次	餐时或餐后
肠溶片	2~3 次	餐前半小时

用量

有的糖尿病患者看到别人一天只吃1片二甲双胍，不明白自己为什么要一天吃3片。其实，二甲双胍的用量得看药的规格和病情的严重程度。二甲双胍有0.25克/片、0.5克/片、0.85克/片等不同规格，所以服药多少不能单看片数。服药多少还要结合病情，兼顾血糖水平。二甲双胍的最小有效剂量为0.5克/日，常规剂量为1.5克/日，最佳有效剂量为2克/日，最大推荐剂量为2.55克/日。如果患者本身血糖没那么高，每天吃1克二甲双胍血糖就比较平稳，那就没必要服用2克。而且，为减少腹泻、恶心等不适，服药应从小剂量开始，慢慢加量，随着治疗的推进，多数糖尿病患者能耐受不良反应。

并不会损伤肝肾功能

不少糖尿病患者觉得二甲双胍会损伤肝肾。其实，二甲双胍会以原形通过尿液排出，不经过肝脏代谢，也不影响肾脏。但如果患者本身的肾功能、肝功能不好，就会影响二甲双胍的排泄，引起药物蓄积，增加乳酸酸中毒的风险，或出现呕吐、腹痛等不适。所以需要根据肾功能情况来调整用药剂量，肾功能很差或者转氨酶超过正常上限3倍的糖尿病患者禁用二甲双胍。

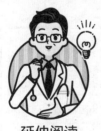

延伸阅读

服用二甲双胍时注意维生素 B_{12} 的摄入

糖尿病患者如长期服用二甲双胍，会影响维生素 B_{12} 的吸收，可能造成巨幼细胞贫血。建议糖尿病患者每1~2年检测维生素 B_{12} 的水平。如果不缺乏，请继续维持定期检测，平时可补充鱼类、蛋类、动物肝脏等含维生素 B_{12} 的食物。如果缺乏，在饮食补充的同时，还需要在医生指导下适量服用维生素 B_{12} 补充剂。

127 服用二甲双胍，都瘦成杆儿了，怎么办？

遵医嘱换一些不影响体重的药物，如西格列汀、阿卡波糖等。

二甲双胍对体重的影响是因人而异的。有的人吃二甲双胍会瘦，有的人吃完体重没什么变化。如果体重出现明显下降，先要回顾自己近期的生活，确定是不是由服用二甲双胍导致的。如果确定体重下降由服用二甲双胍导致，而又不想再瘦下去，那么可以考虑换药。现在降糖药物种类很多，可以调整降糖方案，用一些不影响体重的药物，既能控制血糖，也不用再担心体重下降的问题。

增加体重的降糖药物	对体重基本没影响的降糖药物
磺脲类如格列美脲等	二肽基肽酶 4（DPP-4）抑制剂如西格列汀等
胰岛素	糖苷酶抑制剂如阿卡波糖等

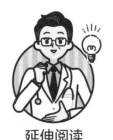

延伸阅读

二甲双胍能减重，但不能作为减重药

对一些肥胖的糖尿病患者来说，服用二甲双胍既能降糖又能减重。但是单纯肥胖者不要盲目使用二甲双胍减重，因为其可能引起恶心、腹泻等不良反应，不推荐作为减重药来服用。

128 吃了一段时间的二甲双胍，需要换药吗？

扫一扫，听音频

原则上不推荐频繁变换治疗方案。

糖尿病治疗切忌因降糖效果不好立马换药、频繁换药、随意组合用药。如果没有不能耐受的不良反应或服药禁忌，原则上不推荐频繁变换治疗方案。在糖尿病的治疗中，偶尔的血糖波动是正常的，其诱因有很多，如饮食控制不理想、饮食不规律、焦虑或愤怒、睡眠不好，甚至漏服降糖药物等，因此不能简单地归咎于降糖药物失效。

口服降糖药物经过吸收和代谢，需要经过一段时间才能达到稳定的血药浓度，实现稳定的降糖疗效，这时候再根据血糖值增减药量，使血糖值达标。

129 漏服二甲双胍怎么办？

扫一扫，听音频

根据自己的情况咨询医生补服药物。

1. 如果漏服时间小于 1 小时，一般立即按原剂量补用。

2. 如果漏服时间大于 1 小时，平时只服用二甲双胍，可按原剂量补用。

3. 如果平时同时服用二甲双胍和其他降糖药物，只漏服了二甲双胍，且血糖值 <10 毫摩 / 升，可不补服，但需要增加运动量；若血糖值 ≥ 10 毫摩 / 升，可按原剂量或减量补服。

130 长期吃阿卡波糖，对身体有伤害吗？

扫一扫，听音频

长期服用阿卡波糖对人体影响很小。

很多医生都建议糖尿病患者服用阿卡波糖来降餐后血糖，但不少患者吃了之后有腹胀、排气增多的情况。阿卡波糖之所以能够起到降低餐后血糖的作用，是因为它主要通过抑制碳水化合物的吸收来减少糖分的吸收，这个过程都是在肠道内实现的，几乎不吸收入血，所以对患者身体的影响其实很小。一般可以通过一开始少量服用、逐渐增加剂量的方式来减少腹胀、频繁排气等不适。

131 长期服药会损伤肝肾功能，血糖控制好了就能停药吗？

扫一扫，听音频

不能随意停药。

其实口服降糖药物对肝、肾的影响并不大。有些降糖药物如二甲双胍在肝功能有损伤时应避免使用，但它本身不会引起肝损伤。为了避免因血糖控制不佳引起并发症，应用降糖药物控好血糖很关键。

血糖恢复正常是药物维持的结果，一旦停药，血糖很容易回升，而反复的血糖波动会造成疾病进展加速。糖尿病患者应坚持降糖药物治疗，维持血糖平稳。

132 西药损伤大，中药性温和，中药治疗可以吗？

不可完全依赖中药来治疗，可以用中药进行日常调理。

中药可以帮助调节糖尿病患者的机体功能状态，改善患者的多尿、多饮、多食、疲乏无力、皮肤瘙痒、视力下降、手足麻木、腰酸腿痛、多汗、便秘等临床症状。通过中药调理，可以改善糖尿病患者机体内环境，使口服降糖药发挥更好的效果，减少西药用量。但目前还没有发现具有降糖作用的中药成分，且中药多经过肝肾代谢。因此，降低血糖还要依靠有明确疗效的西药，可以用中药进行日常调理。根据降糖药物的适应证个体化用药，能减少西药的不良反应。

133 打胰岛素是不是比吃药效果好？

不一定。

有一部分糖尿病患者认为打胰岛素没有不良反应，在不需要胰岛素治疗时强烈要求打胰岛素。其实胰岛素的应用除了不方便，还有一些短期与长期的不良反应，比如过敏反应、皮下脂肪萎缩或肥厚、水肿、屈光不正或视网膜病变加重、低血糖、体重增加、胰岛素抵抗等，长期大量外源性胰岛素摄入（高胰岛素血症）还会导致动脉粥样硬化等。因此，胰岛素是把双刃剑，具体是否适合使用，还要结合病情并遵医嘱。

134 血糖控制不住，是不是该用胰岛素了？

扫一扫，听音频

当糖尿病患者身体分泌的胰岛素不够用时，就该打胰岛素了。

其实，注射胰岛素并没有那么恐怖，胰岛素是人体本身就有的激素，所以注射胰岛素是不会上瘾的。糖尿病患者本身的胰腺产生的胰岛素不能满足人体所需，或者糖尿病患者身体不能有效利用所分泌的胰岛素，才需要注射外源性胰岛素。

这些糖尿病患者需遵医嘱打胰岛素

1. 1型糖尿病患者。

2. 糖尿病酮症酸中毒、高血糖高渗状态和乳酸性酸中毒伴高血糖的患者。

3. 有严重慢性并发症的糖尿病患者。

4. 应激情况（如严重感染、中高难度手术、创伤等）下的糖尿病患者。

5. 妊娠期和分娩期的糖尿病患者。

6. 胰岛 β 细胞功能明显减退的 2 型糖尿病患者。

7. 肝肾功能衰竭的糖尿病患者。

8. 营养不良的糖尿病患者，如显著消瘦、合并肺结核或肿瘤等消耗性疾病的患者。

胰岛素控制血糖的能力最强，1型糖尿病和妊娠期糖尿病患者建议使用胰岛素控制血糖，2型糖尿病患者在口服药物控糖效果不佳的情况下也应采用胰岛素治疗。

135 打胰岛素会不会很疼、很难受？

扫一扫，听音频

打胰岛素没有想象中那么疼。

其实，胰岛素空针的针头极细，视力不好的糖尿病患者可能都不容易看清楚针的样子。针头规格有 4 毫米、5 毫米、6 毫米、8 毫米和 12.7 毫米的，大多数糖尿病患者选择的是 4~6 毫米的针头。而且，大多数糖尿病患者已经使用胰岛素注射笔，非常方便，无须再抽取药物，而注射的感觉也没有想象中疼痛。

136 一旦开始使用胰岛素，一辈子都不能停了吗？

扫一扫，听音频

是否能停用胰岛素得根据糖尿病患者的血糖控制情况和身体状况来综合考量。

只要有进食就需要胰岛素，至于需要多少得根据血糖的高低情况来定。而决定血糖高低的因素除了药物，还有饮食和运动。当血糖一直控制在理想范围内时，医生会建议将胰岛素的剂量慢慢下调，至于有没有机会停用胰岛素，得根据糖尿病患者的血糖控制情况和身体分泌胰岛素的情况来定。

137 为什么胰岛素的用量会越来越大？

扫一扫，听音频

糖尿病患者的血糖如果控制得不理想，出现了葡萄糖毒性，胰岛素的敏感性会不断下降，因此胰岛素的用量会越来越大。如果能将血糖控制稳定，胰岛素的用量就不会越来越大，甚至可以改用口服药物治疗。

此外，随着年龄的增长、病情的加重，糖尿病患者体内的胰岛 β 细胞功能也会逐渐下降，这时候胰岛素用量也需逐渐增加。

138 动物胰岛素和人胰岛素哪种好？

扫一扫，听音频

优先选用人胰岛素。

动物胰岛素是在没有生物工程技术的条件下，从猪或者牛的胰腺组织中提取的胰岛素，用于糖尿病患者的治疗，以挽救和延长患者的生命。它的蛋白成分和结构不同于人胰岛素，因此生物效价低，过敏反应发生率高，长时间使用容易产生耐药性，降低疗效。

随着基因工程的发展，基因重组的人胰岛素已经取代动物胰岛素用于治疗糖尿病。注射用人胰岛素分子结构与人体自身合成的胰岛素结构完全相同，生物利用度高，长期使用也不会产生耐药性，是胰岛素治疗的首选。

如何选用胰岛素？

胰岛素类型较多，应在专科医生指导下确定胰岛素治疗方案，选用适合自己的胰岛素。

制订或调整胰岛素方案应灵活多样，需要结合患者的胰岛功能、血糖升高的具体类型和特点等情况制订个体化的治疗方案。糖尿病患者不了解不同胰岛素制剂的作用和特点，因此需要在专科医生的指导下确定胰岛素治疗方案。切勿自行购买和使用胰岛素，或按照身边病友的经验盲目使用胰岛素。

胰岛素的使用要突出个体化

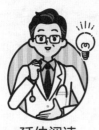

延伸阅读

体内影响胰岛素作用的因素较多，个体差异较大，故应综合病情、血糖与尿糖情况，先给一定的安全量，然后依病情变化逐步调整。胰岛素的使用要强调个体化原则，要根据患者的糖尿病类型、血糖升高程度、病程、年龄、有无并发症、是否存在应激状态等综合考虑，再决定胰岛素的类型、治疗方案以及胰岛素的起始剂量和调整速度等。

胰岛素制剂	起效时间（小时）	峰值时间（小时）	作用持续时间（小时）
短效人胰岛素（RI）	0.25~1.00	2~4	5~8
门冬胰岛素	0.17~0.25	1~2	4~6
赖脯胰岛素	0.17~0.25	1.0~1.5	4~5
谷赖胰岛素	0.17~0.25	1~2	4~6
中效人胰岛素（NPH）	2.5~3.0	5~7	13~16
长效胰岛素（PZI）	3~4	8~10	20
甘精胰岛素 U100	2~3	无峰	30
甘精胰岛素 U300	6	无峰	36
地特胰岛素	3~4	3~14	24
德谷胰岛素	1	无峰	42
预混人胰岛素（30R，70/30）	0.5	2~12	14~24
预混人胰岛素（40R）	0.5	2~8	24
预混人胰岛素（50R）	0.5	2~3	10~24
预混门冬胰岛素 30	0.17~0.33	1~4	14~24
预混门冬胰岛素 50	0.25	0.50~1.17	16~24
预混赖脯胰岛素 25	0.25	0.50~1.17	16~24
预混赖脯胰岛素 50	0.25	0.50~1.17	16~24
双胰岛素类似物（德谷门冬双胰岛素，70/30）	14	1.2	超过 24

注：参考《中国 2 型糖尿病防治指南（2020 年版）》。

140 根据起效时间，胰岛素可分为哪几种类型？

扫一扫，听音频

根据起效时间，胰岛素可分为以下几种类型。

超短效和短效胰岛素

名称中带有"R"的为短效胰岛素。

起效快、作用时间短，剂量调整方便，既可皮下注射，也可静脉滴注，主要用于补充餐时胰岛素以及糖尿病急性并发症的救治。

中、长效胰岛素

名称中带有"N"的为中效胰岛素。

起效慢、药效持久，只能皮下注射，不可静脉滴注及急救使用，通常是与口服降糖药（或短效胰岛素）联用，用于补充基础胰岛素。

预混胰岛素

名称中带有数字或数字比例的为预混胰岛素。

可同时提供基础及餐时胰岛素，主要用于餐后血糖升高为主且尚存部分胰岛功能的 2 型糖尿病患者的治疗。

141 怎样估算胰岛素的初始剂量？

扫一扫，听音频

可以根据体重、4 次尿糖监测等来进行估算。

在饮食和运动量固定，或掌握了血糖波动规律的情况下，由医生确定每次注射胰岛素的剂量是最好的。一般刚开始使用胰岛素的时候，应用短效胰岛素，并且要从小剂量开始使用，每 2~3 天根据血糖情况逐步调整胰岛素用量。

单独使用中效胰岛素时，可在早餐前 30~60 分钟注射，也可在睡前注射，这样有助于更好地控制血糖。使用中、长效胰岛素主要控制的是空腹血糖。全天胰岛素用量 >40 单位时，无论短效还是长效，一定要分次注射。那么初始剂量怎么确定呢？在饮食与运动量相对固定的情况下，可以根据以下方法进行估算。

按体重估算

病情轻，可以按每日 0.4~0.5 单位 / 千克体重进行估算；血糖高，病情重，可以按每日 0.5~0.8 单位 / 千克体重进行估算；病情重，处于应激状态，胰岛素每日用量不应超过 1.0 单位 / 千克体重。

按 4 次尿糖监测估算

无糖尿病肾病、肾糖阈基本正常者，按每餐前尿糖定性"+"多少估算。一般一个"+"需 4 单位胰岛素。

142 日常如何调整胰岛素用量？

扫一扫，听音频

胰岛素的用量与患者的饮食、血糖控制情况密切相关。

应根据空腹血糖、三餐前血糖、三餐后2小时血糖以及睡前血糖的变化进行胰岛素用量调整，每次增减2~4单位为宜，2~3天调整一次，但是有急慢性并发症、处于应激状态下或有其他特殊情况时，要缩短调整周期。

血糖值（毫摩/升）	餐前胰岛素增减量	其他处理
< 2.8	减 2~3 单位	立即进餐
2.8~3.9	减 1~2 单位	无
3.9~7.2	原剂量	无
7.2~8.3	加 1 单位	无
8.3~11.1	加 2 单位	饮食适当减少，比如少吃 1 个鸡蛋或者少喝 1 杯牛奶。胰岛素注射后 30~40 分钟再进餐
11.1~13.9	加 3 单位	饮食适当减少，胰岛素注射后 40~50 分钟再进餐
13.9~16.6	加 4~6 单位	饮食适当减少
16.6~19.4	加 8~10 单位	无
餐前活动量增加	减 1~2 单位	或加餐
加餐前活动量减少	加 1~2 单位	

143 胰岛素打在哪里效果最好？

扫一扫，听音频

胰岛素注射部位不同，吸收速度也不同，腹部最快，上臂次之，大腿第三，臀部最慢。

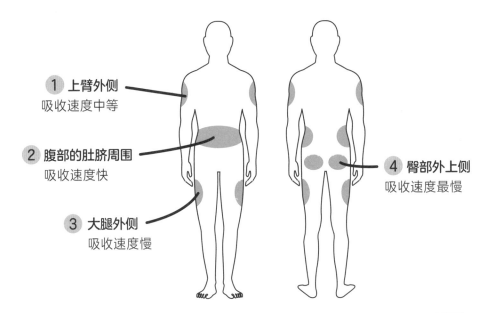

1 上臂外侧
吸收速度中等

2 腹部的肚脐周围
吸收速度快

3 大腿外侧
吸收速度慢

4 臀部外上侧
吸收速度最慢

腹部	注意不要在以肚脐为圆心、半径 5 厘米以内的区域注射
上臂	宜选上臂外侧皮肤（不宜选内侧皮肤），此处皮下层较薄，必须捏起皮肤注射，不方便自己进行注射，可由家人或医护人员协助注射
大腿	大腿较适合自己进行注射，皮下层很厚，注射时需要捏起皮肤，皮下组织的胰岛素吸收率为 70%，吸收速度慢
臀部	臀部的皮下层最厚，吸收率低、吸收速度慢，可注射中、长效胰岛素。即使是消瘦的成年人和儿童，该部位的皮下组织依然丰富，可最大限度降低肌内注射的危险

144 怎样给自己打胰岛素？

扫一扫，听音频

注射胰岛素要使用专用注射器，主要有胰岛素注射器、胰岛素注射笔和胰岛素泵三类。

下面以胰岛素注射笔为例，介绍一下注射的步骤。

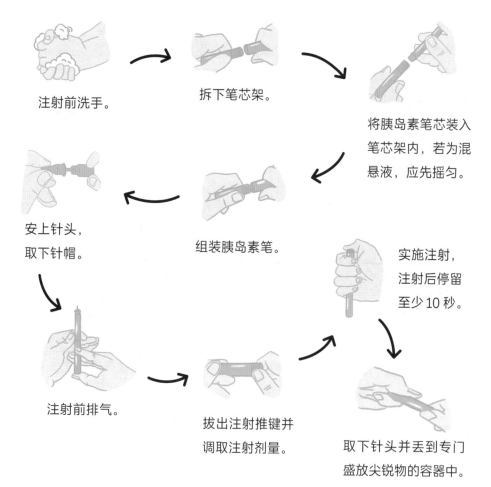

注射前洗手。

拆下笔芯架。

将胰岛素笔芯装入笔芯架内，若为混悬液，应先摇匀。

安上针头，取下针帽。

组装胰岛素笔。

实施注射，注射后停留至少 10 秒。

注射前排气。

拔出注射推键并调取注射剂量。

取下针头并丢到专门盛放尖锐物的容器中。

胰岛素注射笔怎么打不出胰岛素来了？

扫一扫，听音频

可能是胰岛素注射笔的针头堵了，换一根针头即可。

日常生活中，胰岛素注射笔用针头最好每次注射完都扔掉，如果反复多次使用，不仅针头容易堵塞，还会破坏其表面涂层。胰岛素注射笔用针头在第一次使用时，润滑性很好，会减轻疼痛感，但反复多次使用就会增加疼痛感。

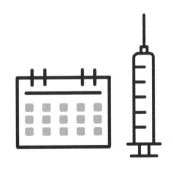

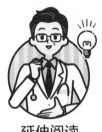

延伸阅读

这样处置使用过的针头

1. 准备一个带盖子的小垃圾桶，将每次使用完的针头放进去，要注意将盖子盖好，以防碰倒。

2. 将收集的针头在下次复诊时带到医院处理或者交给附近的医疗单位处理。不可与生活垃圾一起丢弃，可能会对他人造成伤害。

146 如何根据每天的血糖
检测结果调整胰岛素
剂量？

扫一扫，听音频

需要遵医嘱根据每天不同时间点的血糖检测结果来调整胰岛
素剂量。

每次调整剂量一般增加或减少1单位胰岛素，具体情况因个体差异
而不同。

早晨空腹血糖偏高，夜间无低血糖

说明前一天睡前的中效或长效胰岛素剂量不足，需要增加睡前中效
或长效胰岛素剂量。

餐后2小时血糖偏高

说明这一餐餐前的短效或速效胰岛素剂量不足，需要增加这一餐餐
前的短效或速效胰岛素剂量。

午餐前或晚餐前血糖偏高

说明白天的基础胰岛素不够，需要增加早餐前基础胰岛素剂量，或
者增加上一餐餐前的常规或速效胰岛素剂量（这可能会造成餐后2小时
血糖降低，需要监测血糖）。

147 怎么安排胰岛素的注射时间？

扫一扫，听音频

胰岛素种类不同，注射时间也不同。

分类	名称	注射时间
长效胰岛素（基础胰岛素）L	甘精胰岛素注射液（来得时）、重组甘精胰岛素注射液（长秀霖）、地特胰岛素注射液	睡前 30~60 分钟
中效胰岛素（基础胰岛素）N	精蛋白生物合成人胰岛素注射液（诺和灵 N 笔芯）、精蛋白锌重组人胰岛素注射液（优泌林 NPH）	早晚餐前 30~60 分钟
短效胰岛素（餐时胰岛素）R	生物合成人胰岛素注射液（诺和灵 R 笔芯）、重组人胰岛素注射液（优泌林 R 笔芯）	餐前 15~30 分钟
速效胰岛素（餐时胰岛素）S	赖脯胰岛素注射液、门冬胰岛素注射液（诺和锐笔芯）	餐前0~15分钟，必要时餐后立即注射
低预混胰岛素	精蛋白生物合成人胰岛素注射液（诺和灵 30R 笔芯、诺和灵 30R）、精蛋白锌重组人胰岛素混合注射液（优泌林 70/30 笔芯）	餐前 30 分钟
低预混胰岛素	30/70 混合重组人胰岛素注射液（甘舒霖 30R 笔芯）	早晚餐前 30 分钟
低预混胰岛素	精蛋白锌重组赖脯胰岛素混合注射液（优泌乐 25R 笔芯）	餐前即时，必要时餐后立即注射
高预混胰岛素	精蛋白锌重组赖脯胰岛素混合注射液（优泌乐 50R 笔芯）	餐前即时，必要时餐后立即注射

148　糖尿病患者如何选择针头？

扫一扫，听音频

一般来说，针头越短，安全性越好，耐受性也越好。糖尿病患者在选择针头长度时，应结合自身的体形、胰岛素类型和生理特点进行选择。

儿童和偏瘦的糖尿病患者建议选择 4 毫米的针头，注射时需捏皮垂直进针；正常体重的糖尿病患者建议选择 4 毫米的针头，注射时无须捏皮；对于肥胖的糖尿病患者，4 毫米的针头安全有效，5 毫米的针头也可以接受。

149　用了一段时间的胰岛素，感觉自己胖了，怎么办？

扫一扫，听音频

发胖是注射胰岛素的不良反应之一，糖尿病患者在重视降糖效果的同时，不可忽视对体重的管理。

胰岛素是体内唯一可降低血糖的激素，但某些患者使用后出现体重增加的现象。第一个原因是胰岛素有促进脂肪合成的作用；第二个原因是患者吃得多、消耗少。应对策略如下。

1. 控制饮食总热量，不能因为使用了胰岛素就不再控制饮食。

2. 适当运动。根据个人情况，每周至少 5 天进行不少于 30 分钟的中低强度有氧运动，如散步、慢跑、打太极拳等。

3. 遵医嘱减少剂量。对于部分无口服药物禁忌的患者，可考虑加用二甲双胍、阿卡波糖等；也可使用胰岛素增敏剂，以减少胰岛素剂量。

150 胰岛素注射部位出现红肿，怎么办？

扫一扫，听音频

1. 及时更换注射部位。

2. 轻挤红肿处观察有无液体渗出。如果无脓液，对局部皮肤进行消毒，涂抹红霉素软膏即可；如果有少量脓液，挤出脓液，消毒涂抹红霉素软膏即可；如果红肿处化脓严重，应及时到医院诊治，必要时进行清创处理、使用消炎药物，直至红肿消失。

151 胰岛素注射部位出现硬结或脂肪增生，怎么办？

扫一扫，听音频

1. 及时更换注射部位，几个月后，之前出现硬结或脂肪增生的地方会慢慢恢复。

2. 对已经出现硬结的地方，每晚入睡前用毛巾热敷、按摩 10 分钟左右，会加快硬结恢复（一般硬结的自然吸收时间是 1~2 周）。

3. 遵医嘱外涂多磺酸粘多糖乳膏或芦荟胶。

4. 如果是注射部位脂肪增生的使用胰岛素泵的患者，可以考虑短时间改用胰岛素注射笔，让肚皮休息一段时间。注射部位脂肪增生会影响胰岛素吸收，严重的可以导致完全不能吸收药物。一般建议直接更换注射部位，等待其恢复。

152 胰岛素注射部位出现皮肤青紫，怎么办？

扫一扫，听音频

1. 若是少量出血后出现青紫，可以自行吸收。

2. 如果有大片皮肤呈现青黑色且没有减轻的趋势，范围持续扩大，要及时到医院检查凝血功能，根据检查结果遵医嘱采取治疗措施。

3. 注意在拔针以后不要按摩扎针处，以防按摩导致毛细血管破裂受损。

153 胰岛素过敏，怎么办？

扫一扫，听音频

根据过敏情况使用抗过敏药物或考虑更换胰岛素。

胰岛素过敏可能会使糖尿病患者出现皮肤瘙痒、红斑、皮疹、皮下硬结等。在不同胰岛素类型中，使用动物胰岛素比使用人胰岛素出现的过敏现象要多。如果过敏症状比较轻，可以通过使用抗过敏药物来缓解；情况严重且始终不能缓解的患者需要及时就医，并在医生指导下考虑更换胰岛素或者进行胰岛素脱敏治疗。

154 冷藏胰岛素注射液能放在冰箱门上吗？

扫一扫，听音频

不能。

所有的胰岛素注射液都不要放在冰箱门上。胰岛素注射液反复震荡会影响胰岛素效价，导致胰岛素降糖作用减弱。储存胰岛素还应注意以下几点。

1. 未开封的胰岛素注射液应储藏在 2~8℃的环境中，在放入冰箱之前要检查冷藏室内的其他物品是否有冻结的迹象，确认妥当后再放入。

2. 胰岛素注射液放置时不要靠近温度过低的冰箱后壁，否则会使胰岛素活性减弱甚至消失。

3. 胰岛素注射液应避免存放在阳光直射的环境当中，温度 <0℃或 >25℃均会影响胰岛素的活性，已开封的胰岛素注射液可在室温下保存 30 天。

需要注意的是，注射前最好先将胰岛素注射液放在室温环境中让其回温，这样可避免在注射时有不舒服的感觉。

155 如何释放胰岛素注射笔内的空气？

扫一扫，听音频

1. 每次注射完及时拔掉针头，避免温度、气压改变导致空气进入。

2. 轻轻摇晃胰岛素注射笔，然后左手握着，针头向上，右手轻轻左右拍打，依靠振动将聚集在顶端的空气排出即可，然后调整剂量注射。

156 出门旅游，应如何保护好胰岛素？

扫一扫，听音频

1. 乘飞机时，将胰岛素随身携带，不要放在行李中托运。同时，在携带胰岛素出门前一定要检查行李，胰岛素不能和热饮、平板电脑等散热的物品放在一起。

2. 自驾时，如要长时间离开车辆，同样应随身携带胰岛素，避免将其留在车中，以免周围环境造成车内高温或低温，从而影响胰岛素的疗效。

3. 建议准备胰岛素保温箱，也可以买个小冰箱来储存胰岛素。

157 空腹血糖高，能盲目加大胰岛素用量吗？

扫一扫，听音频

"我今年59岁，患糖尿病已经15年，最近测的空腹血糖老是在11~12毫摩/升，餐后血糖都正常。晚上，我自行加大胰岛素用量，加了4个单位，没想到夜里就发生了严重的低血糖，直接被送进了急诊室。这是怎么回事？"

空腹血糖高，千万不要盲目加大药量，找到原因后再采取措施。

案例中的这种情况实际上是苏木杰现象，也就是半夜发生了低血糖，造成早晨出现反跳性空腹高血糖。这种情况不但不能加大药量，反而应该遵医嘱减少药量，这样就避免了夜间低血糖，也就不会出现反跳性的高血糖了。

还有一种情况是睡前血糖正常，夜间血糖也正常，一到早晨血糖就高了，这在临床上叫黎明现象。出现这种情况，可以在医生指导下适当应用降空腹血糖的药物。

最后一种情况是，睡前和夜间的血糖都偏高，早晨的血糖也偏高，这说明前一天的药量不够，可以找医生调整药物剂量，这样就能解决空腹血糖高的问题了。

总之，空腹血糖高，千万不要盲目加大药量，要先弄清楚是哪一种情况再对症解决问题。

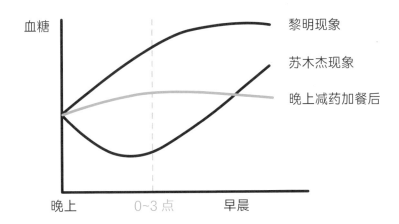

158 空腹血糖和餐后血糖，先降哪个？

先降空腹血糖，再降餐后血糖。

首先要明确一点，空腹血糖和餐后血糖都非常重要。相较来说，空腹血糖更加重要，因为空腹血糖是基础，基础血糖水平高了，餐后血糖在肝糖输出的基础之上又叠加了血糖，也会水涨船高。所以，应该优先控制空腹血糖。如果空腹血糖正常了，只有餐后血糖升高，此时降低餐后血糖就尤为重要了。

总体来说，空腹血糖和餐后血糖都非常重要，与并发症的发生发展关系都非常密切。所以，要预防并发症的发生，空腹血糖和餐后血糖都要控制好。

159 胰岛素忘打了，怎么办？

灵活应对，积极处理。

能否用口服降糖药补救

对于血糖水平不是很高的 2 型糖尿病患者来说，可在餐后服用二甲双胍补救。而对于 1 型糖尿病、妊娠期糖尿病、血糖水平波动较大的 2 型糖尿病及一些继发性糖尿病患者来说，则只能选择胰岛素。

应用不同类型胰岛素的补救措施

一天1次的长效胰岛素

尽快补上即可。也可从此改变注射时间，将注射时间调整为补打时间（如早上8：00补打胰岛素，以后均早上8：00注射胰岛素）。

短效或预混胰岛素

餐后立即皮下注射超短效胰岛素或超短效胰岛素与中效胰岛素预混的胰岛素。

一天多次的短效胰岛素

餐后补打相同剂量的超短效胰岛素。

一天多次的预混胰岛素

1. 餐后补打相同剂量、相同比例的预混胰岛素。

2. 如果手头没有预混胰岛素，只有超短效胰岛素，在早餐前漏打，可在早餐后及午餐后注射超短效胰岛素（如原早餐前注射诺和灵30R 20单位，改为早餐后注射诺和锐6单位，午餐后注射诺和锐12单位）；如果在晚餐前漏打，可在晚餐后补打超短效胰岛素。

3. 下一餐前开始规律注射胰岛素。注意切不可将两次预混胰岛素的量合并成一次于下一餐前注射。

4. 如果餐后不能及时补打胰岛素，可于方便时立即测血糖，然后少量应用短效或超短效胰岛素（4~10单位）。1~2小时后复查血糖，如仍较高，可再次皮下注射小剂量胰岛素，反复多次注射可使血糖水平接近正常，但需注意低血糖反应，并于下一餐前常规应用胰岛素。

160 糖尿病患者什么时候需要住院治疗？

扫一扫，听音频

1. 血糖水平出现突然的升高或降低，需要住院治疗。当血糖超过13.9 毫摩 / 升时，可能会出现高糖毒性情况；当血糖超过 16 毫摩 / 升时，可能会出现糖尿病酮症酸中毒甚至高渗性昏迷的情况。当血糖偏低时，需要调整治疗方案，往往不是门诊上说几句话就能解决，也需要住院治疗。

2. 出现比较严重的慢性并发症，需要进一步住院检查治疗。

3. 有的糖尿病患者平时血糖波动很大，日常的治疗方案可能存在一些问题，需要住院密切监测血糖，找到血糖波动原因并调整治疗方案。

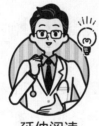

延伸阅读

治疗糖尿病，不能只降血糖

糖尿病患者降糖的目的是预防糖尿病的急慢性并发症，尤其是动脉硬化，而动脉硬化的危险因素除了糖尿病，还有高血压、血脂异常、抽烟等，如果存在两个以上危险因素，那么动脉硬化的概率便会大大增加。因此，防治糖尿病并发症需要全方位无死角，积极改善生活方式，戒烟，兼顾血压、血脂，这样才会取得良好的效果。

并发症篇

怎么判断自己得了并发症？

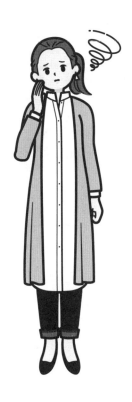

一图读懂本章要点

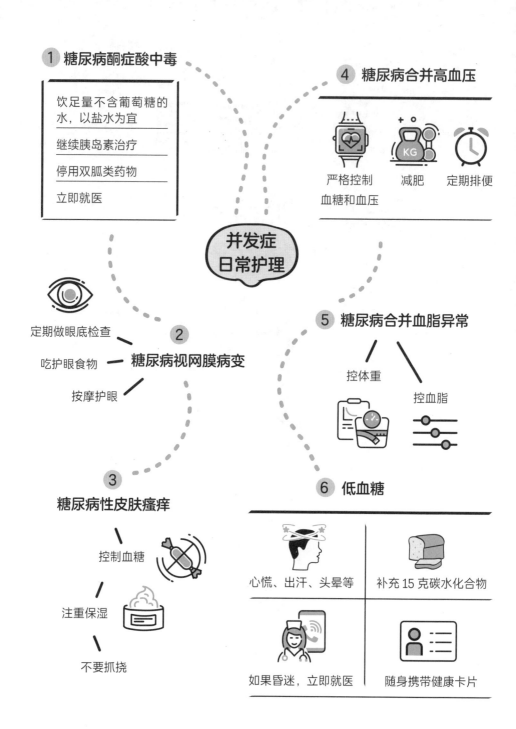

1 糖尿病酮症酸中毒

饮足量不含葡萄糖的水，以盐水为宜

继续胰岛素治疗

停用双胍类药物

立即就医

4 糖尿病合并高血压

严格控制血糖和血压　减肥　定期排便

并发症日常护理

定期做眼底检查

吃护眼食物

按摩护眼

2 糖尿病视网膜病变

5 糖尿病合并血脂异常

控体重　控血脂

3 糖尿病性皮肤瘙痒

控制血糖

注重保湿

不要抓挠

6 低血糖

心慌、出汗、头晕等　补充 15 克碳水化合物

如果昏迷，立即就医　随身携带健康卡片

161 得了糖尿病，一般多久会出现并发症？

扫一扫，听音频

得了糖尿病，出现并发症的时间因人而异，受病程的长短、血糖、血压、血脂的综合控制、患者是否对糖尿病有足够的重视等多方面的影响。

得了 2 型糖尿病，出现并发症的时间因人而异。有的人得了糖尿病很快就出现了并发症，有的人出现并发症比较晚。主要受以下三个方面的影响。

1. 看病程的长短。一般来说，得了糖尿病 5~8 年会出现不同程度的并发症。

2. 看血糖、血压、血脂的综合控制。血糖、血压、血脂控制好了，并发症就出现得晚，反之就出现得早。

3. 看患者是否对糖尿病有足够的重视。如果患者平时很重视自己的病情，注意日常的饮食和运动，也注意监测自己的血糖，将血糖、血压、血脂都控制在合理的范围内，并发症就出现得晚，有的甚至不出现并发症。

162

为什么有的人刚发现糖尿病没多久，并发症就找上门了？

糖尿病慢性并发症并不一定是在糖尿病确诊多年以后才出现。

虽然慢性并发症一般来说出现在糖尿病病程较长的患者身上，但这并不是绝对的。

1. 没确诊糖尿病并不代表没有患糖尿病。糖尿病起病隐匿，不少患者没有糖尿病的典型症状，当确诊糖尿病时，其实已经发病很长时间了，所以有些患者确诊糖尿病没多久就出现了并发症。有些患者甚至是因为并发症导致的不适才去看病，进而发现糖尿病的。

2. 有些患者出现了空腹血糖受损、糖耐量减低但没有重视，而在这个阶段已经开始出现糖尿病并发症了。所以，建议大家定期体检，对糖尿病做到早发现、早治疗。

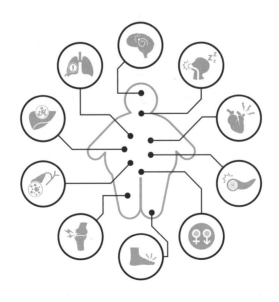

163 怎样预防、延缓糖尿病慢性并发症的发生发展？

扫一扫，听音频

糖尿病并发症的发生有共同的危险因素，如高血压、血脂异常、肥胖等，因此要预防、延缓糖尿病慢性并发症的发生发展，就应该强调糖尿病并发症危险因素的综合管理。首要任务是有效控制血糖，使血糖达标。在有效控制血糖的基础上还应控好血压、血脂，管理好体重，改善不良的生活方式，戒烟戒酒，控制饮食，加强锻炼，保持心情舒畅。患者应努力做到以下几点。

1. 不断学习糖尿病知识，提高治疗的自觉性。

2. 坚持饮食治疗。坚持少食多餐，定时定量进餐，不吸烟，不饮酒，平衡膳食。

3. 坚持运动治疗。糖尿病患者进行运动首选中低强度有氧运动，运动一般在餐后半小时进行，运动应量力而行。

4. 维持健康体重。管理好体重，可以使血糖更平稳。

5. 坚持门诊随诊。糖尿病的并发症多种多样，需要医生进行专业诊断。每隔一段时间就要到医院随诊，了解血糖控制情况并筛查并发症。

164 针对糖尿病并发症，需要监测哪些指标？

扫一扫，听音频

　　并发症的预防、监测及控制属于糖尿病二、三级预防，是保证患者生活质量及控制治疗糖尿病相关费用的前提，因此应引起高度重视。针对糖尿病并发症，需要监测的指标如下。

　　1. 糖尿病酮症酸中毒：血常规、血酮体、尿酮体、电解质、肝肾功能、血气分析等。

　　2. 糖尿病肾病：尿常规、肾功能、尿微量白蛋白、24 小时尿蛋白定量等。

　　3. 糖尿病视网膜病变：视力、眼底检查等。

　　4. 糖尿病性大血管病变：心电图、心脏彩超、血管彩超等。

　　5. 糖尿病周围神经病变：振动觉、触觉、四肢腱反射、卧立位血压等。

　　6. 糖尿病足：足背动脉、胫后动脉搏动，皮肤色泽、温度、有无破溃等。

　　7. 其他：血糖、血压、血脂、腰围或臀围、体质指数等。

165 怎样预防糖尿病酮症酸中毒？

扫一扫，听音频

1. 规律服用降糖药物，定期监测血糖。不要随便停药，检测和记录平时的血糖、胰岛素用量、口服药用量，当血糖持续过高，要及时发现是否有漏服药物、短时间内体重下降等情况。

2. 规律饮食。合理搭配主食、蔬果、肉、蛋、奶，使营养均衡、全面，忌暴饮暴食。

3. 学习相关知识。糖尿病患者和家属都应熟悉可能引起糖尿病酮症酸中毒的情况和酮症酸中毒的表现，能在生活中注意避免，一旦发生能及时发现并就医。

166 发生糖尿病酮症酸中毒如何急救？

扫一扫，听音频

当怀疑患者发生糖尿病酮症酸中毒时，应立即检测血糖水平（当血糖 > 13.3 毫摩 / 升时，可同时检测尿酮水平），饮足量的不含葡萄糖的水（以盐水为宜），并继续原有治疗方案的胰岛素治疗（不要私自调整剂量），停用双胍类降糖药，并立即前往附近医院接受诊治。

167　得了糖尿病，如何预防视网膜病变？

扫一扫，听音频

1. 控好血糖、血压、血脂，能帮助降低糖尿病视网膜病变的发病率。

2. 定期做眼底检查。确诊 2 型糖尿病后，需要做一次眼底检查。1 型糖尿病患者在确诊后 5 年内做一次综合性眼病检查。如果没有糖尿病视网膜病变，以后每 1~2 年复查一次，有糖尿病视网膜病变者增加检查频率。如果出现视物模糊、扭曲、眼前黑影飘动，要及时就诊检查。

3. 常吃有助于保护眼睛的食物。日常生活中多吃富含花青素、胡萝卜素、维生素 C、叶黄素、玉米黄素的食物。

水果	蓝莓、樱桃、草莓、木瓜、柑橘等
蔬菜	深绿色的蔬菜，如菠菜、油菜、小白菜；紫红色的蔬菜，如紫甘蓝、红苋菜、紫菜薹
主食	玉米、小米、黄米、紫米、黑米、红米、红豆、黑豆等

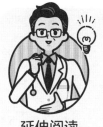

延伸阅读

按摩护眼

先闭目养神 3~5 分钟，然后两手相互摩擦至热，用擦热的手掌轻轻按住眼部，再将手掌以顺、逆时针方向各旋转 5 次，如此重复 3~4 次。本法适用于各种糖尿病眼病，但有眼底出血者忌用。

168 出现哪些症状要警惕糖尿病视网膜病变？

如果出现以下症状，且患糖尿病多年，要警惕糖尿病视网膜病变，应及时去医院检查，并采取治疗措施。

1. 视力减退，特别是夜间视力下降明显，或近视程度加重。

2. 看东西出现重影。

3. 上睑下垂、眼球运动障碍。

4. 眼前有发黑的物体漂浮，如小球、蝌蚪或蜘蛛网。

5. 视野缺损，即眼睛能看到的范围较以前明显缩小。

6. 视物不清，如隔云烟。视物有闪光感。

169 哪些药物对糖尿病视网膜病变的治疗有帮助？

1. 控制血糖、血压、血脂的药物：糖尿病视网膜病变与血糖、血压、血脂等因素有关，所以规律服药，控好血糖、血压和血脂很重要。

2. 羟苯磺酸钙：这种血管保护剂能改善眼底循环，减缓糖尿病视网膜病变的进展。

3. 阿司匹林：具有较强的抗血小板聚集的能力，能够预防血栓阻塞毛细血管，从而减缓糖尿病视网膜病变的进展。

4. 维生素 B_{12}：帮助修复受损的神经纤维，多用于治疗糖尿病视网膜病变和糖尿病周围神经病变。

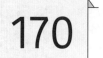

怎样避免皮肤感染、皮肤瘙痒？

扫一扫，听音频

1. 控制血糖。通过饮食、运动和药物来严格控制血糖，可有效控制神经病变和皮肤病变。

2. 选择温和的清洁剂和柔软的衣服。为了不刺激皮肤，可以选择性质温和、不含酒精的清洁剂，有助于皮肤保存天然的油脂，防止脱水。贴身衣物以质薄柔软、宽松舒适为宜。

3. 注重保湿。干裂会让病菌潜入皮肤深层，导致感染。皮肤有充足的水分有助于防止瘙痒和皮肤增厚。糖尿病患者皮肤护理的一个重要事项就是防止皮肤出现干裂和溃疡，尤其是有神经病变的患者。糖尿病患者在盆浴或淋浴之后，建议立即在身上涂抹一层保湿霜或乳膏。

4. 不要抓挠。过于用力地抓挠会破坏皮肤屏障，增加感染风险。建议糖尿病患者用温水淋浴的方法来滋润皮肤，以舒缓瘙痒感；不用热水淋浴，否则会让皮肤更为干燥和发痒。冬季洗澡不要太频繁，可以在房间中使用加湿器，以保持空气和皮肤的湿润。

5. 每天检查皮肤。由于神经病变，很多糖尿病患者即使受伤也可能感觉不到。糖尿病患者应当每天检查自己的皮肤是否有破损，尤其是双脚，以免因足部伤口导致严重的并发症。

6. 尽快治疗伤口。糖尿病患者一旦受伤，不论伤口大小，都要及时治疗，以防感染。

171 得了糖尿病，如何预防周围神经病变？

扫一扫，听音频

很多糖尿病患者时常感觉手脚麻木，或像针扎一样疼痛，常对称性出现，并呈袜套样从远端缓慢向上发展，这是最常见的糖尿病周围神经病变症状。糖尿病周围神经病变的日常预防要点如下。

1. 严格控糖。严格控制血糖可以减少糖尿病周围神经病变的风险，应坚持低糖饮食、科学运动、遵医嘱服药。

2. 护理好足部。一定要选择适宜的鞋子。穿鞋前要检查一下鞋子里有没有异物。尽量保持每日洗脚的好习惯，帮助改善足部微循环。已经被诊断为糖尿病末梢神经病变的患者，由于双足会逐渐丧失感觉，一定要保护好双足。

3. 注意温度变化。注意根据环境的变化加减衣物，不宜过冷或过热，以免刺激神经系统。

4. 服用 B 族维生素制剂。在医生指导下服用 B 族维生素制剂，帮助维护神经系统功能，避免因缺乏 B 族维生素引起神经系统异常。

5. 不能光脚走路。很多人认为走石子路可以改善微循环，实际上走石子路风险很大，一旦划破脚就会导致创伤，创伤合并感染容易引起糖尿病足坏疽。

6. 定期复查。确诊糖尿病后，应至少每年检查一次是否有糖尿病周围神经病变，对于病程较长，或有眼底病变、肾病等微血管并发症的患者，应每 3~6 个月复查一次。

172 糖尿病和高血压是怎么相互影响的？

扫一扫，听音频

2型糖尿病患者常有胰岛素抵抗，身体对胰岛素的利用率下降，机体代偿性分泌更多的胰岛素，容易造成水钠潴留，促进高血压的发病和发展。

糖尿病合并高血压的日常注意事项

1. 严格控制血糖和血压。高血糖可以引起渗透压增高，因此应严格控制血糖。患者需做好记录，按时服药。

2. 调节血脂。高胆固醇血症会加速动脉粥样硬化斑块的形成，使高血压恶化。糖尿病合并高血压患者无论胆固醇是否正常，均建议服用适量他汀类药物来对冠心病进行一、二级预防。

3. 减肥。高血压与糖尿病有一个共同的病理基础——胰岛素抵抗。减肥有助于提高人体对胰岛素的敏感性，对控制血糖和血压都有一定帮助。

4. 保证充足的睡眠。每天早睡早起，保证充足的睡眠（特别是每天30分钟的午休）对保持血压的稳定有一定作用。睡眠质量不高的患者，尤其是入睡困难者，可在睡前用温水泡脚，喝一杯热牛奶，以帮助入眠。

5. 定期排便。养成每天排便的好习惯，尽量做到每天排一次大便。排便时要集中注意力，排便时间以5~10分钟为宜。排便时，切勿过度用力，否则容易导致血压升高。

173 糖尿病为什么容易合并血脂异常？

扫一扫，听音频

糖尿病的发生与胰岛素相关，胰岛素参与体内三大营养物质的代谢，胰岛素生物调节作用发生障碍时会对脂类代谢产生很大影响，所以糖尿病容易合并血脂异常。

糖尿病合并血脂异常的日常注意事项

1. 控制体重。肥胖者常伴有胰岛素抵抗，使脂肪不断在体内堆积，于是身体越米越胖，血脂水平也越来越高。因此，超重者要积极减重，维持健康体重（BMI 应控制在 18.5~23.9 千克 / 米^2）。

2. 缓解精神压力。情绪紧张、争吵、激动、悲伤时可增加体内儿茶酚胺的分泌，使游离脂肪酸增多，进而促使胆固醇、甘油三酯水平升高。因此，放松心情、缓解精神压力有助于缓解血脂异常。

3. 血脂正常以后仍应坚持服用调脂药。服用调脂药 2~3 个月以后，一定要到医院复查血脂，观察治疗方案是否适合自己。另外，在服用调脂药后，还需要监测肝功能，如果发现不能耐受，则需要及时换药。如果经过饮食、运动、服药治疗，糖尿病患者血脂正常了，仍然需要坚持服用调脂药。一方面，血脂紊乱与血糖异常一样，都需要长期治疗，停药后往往会复发。另一方面，调脂药的使用可以减少糖尿病患者发生心脑血管疾病的风险。

4. 控制胆固醇和油脂的摄入量。每天胆固醇摄入量不应超过 200 毫克。应限制动物内脏、动物油脂、蛋黄、干贝、蟹黄等的摄入。每天食用油摄入量要小于 25 克，尽量食用富含不饱和脂肪酸的植物油如橄榄油、亚麻籽油等。

174 为什么肥胖的糖尿病患者发生心血管病变的概率更大？

肥胖的糖尿病患者常有高脂饮食、缺乏运动等不良生活习惯，且伴有血脂异常、高血压等心血管疾病的危险因素，所以肥胖的糖尿病患者发生心血管病变的概率高于正常人。

175 为什么走很短的路，足部就持续疼痛难忍？

这可能是间歇性跛行，是糖尿病足的初期症状。

糖尿病足患者会表现为走很短距离的路，就感觉足部持续疼痛难忍，不过稍作休息后可以缓解并能继续行走，但继续走路会再次出现疼痛而停下休息。如此走走停停，不能像正常人一样走长距离的路，称为间歇性跛行。

糖尿病患者间歇性跛行的治疗关键是积极控制原发病，首先要找到病因，鉴别神经性和血管性病因，其次针对病因有的放矢地进行治疗。若为下肢动脉硬化性闭塞症，除了降压、调脂、控糖外，还应积极改变生活方式，合理运动，去除诱因。

1.彻底戒烟。

2.减少脂肪摄入。动物性油脂（肥肉、各种肉皮及动物内脏）尽量避免摄入，每天植物油摄入量不超过25克。

3.避免长时间站立，避免"跷二郎腿"，不穿过紧鞋袜。

4.坚持规律运动，以促进血液循环，增强肌肉功能。每天走路8~10次，每次步行至出现跛行止，休息到症状消失，然后再行走，逐渐延长步行距离。对于已有下肢动脉狭窄或闭塞的患者来说，规律步行可帮助建立侧支循环，帮助预防糖尿病足的发生。

5.有研究表明，伯格运动可有效改善下肢动脉硬化性闭塞症，具体做法如下。

糖尿病患者平卧，下肢抬高45度，保持1~2分钟。

双足下垂于床边，同时双足进行背屈、跖屈左右摆动，脚趾上翘、伸开、收拢直至足部完全变成粉红色，整个过程持续4~5分钟。

平躺休息2~3分钟。

连续抬高脚趾、脚跟10次。

整套动作完成大约需要10分钟。运动时间无特殊规定，早中晚均可。

6.遵医嘱合理应用抗血小板药物，如阿司匹林，在无禁忌证的情况下建议长期服用，帮助预防血栓的形成。

7.当间歇性跛行症状严重时，在休息状态都会有缺血疼痛，患者应做血管造影检查，采用血管内支架或动脉内膜剥脱术进行治疗。

176 糖尿病足患者还能泡脚吗？

扫一扫，听音频

足部皮肤无破溃，可以泡脚；皮肤有破溃，则不能泡脚。

糖尿病足患者如果只有周围血管病变和神经病变，足部皮肤并无破溃，是可以泡脚的。每次泡脚时间最好控制在 15 分钟以内。如果足部皮肤有破溃，泡脚会加重破溃症状，所以不能泡脚，可以用湿毛巾擦洗没有破溃的地方，以保持足部的清洁。泡脚治疗则需在医生的指导下进行。

坚持温水洗脚，水温不超过 37℃，洗脚时不可用力揉搓，以免擦伤皮肤。洗完脚后用柔软而吸湿性强的毛巾擦干足部。

177 糖尿病与牙周病有关系吗？

扫一扫，听音频

糖尿病患者易出现口腔感染，有患牙周病的风险。

牙周病会损伤牙龈和口腔内骨骼，这会导致疼痛以及咀嚼困难。严重的牙周病甚至可能导致牙齿脱落。管控好血糖、坚持良好的洗漱习惯、定期看牙医，可以帮助糖尿病患者避免出现严重的口腔问题。

糖尿病患者除了需要控制好血糖，还应当每天刷2次牙，至少每3个月换一次牙刷，并且勤用牙线，定期看牙医。

178 尿液中有泡沫是得了糖尿病肾病吗？

扫一扫，听音频

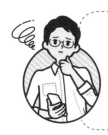

"今天小便后发现尿的表面漂着一层小泡沫，这是蛋白尿吗？不会得了糖尿病肾病吧？"

不一定。

如果得了糖尿病肾病，尿液中蛋白质含量会增加，表面张力增强，气泡增多，而且长时间不消失。不过，尿液中有泡沫，也可能是其他情况造成的。

1. 喝水较少，或小便时角度和速度有差别，尿液中会产生一些泡沫。

2. 剧烈运动后会出现短暂的蛋白尿。

3. 尿液中含有有机物和无机物，这些物质会使尿液张力变得较强，因此正常人小便时有时也会冲起泡沫。

其实正常尿液中的泡沫一般很快就会消散，产生半分钟左右泡沫就消散了，但是蛋白尿的泡沫一般几分钟才会消散。

糖尿病肾病主要表现为不同程度的蛋白尿和肾功能减退，早期往往没有明显的症状，因此建议糖尿病患者每年至少要筛查一次尿常规、尿蛋白－肌酐比值、血肌酐，以便及早发现糖尿病肾病并及早干预。

179 怎样延缓糖尿病肾病进程？

控制血糖、血脂、血压，安全用药，改变生活方式，定期体检。

1. 控制血糖。控制血糖以纠正异常代谢是糖尿病肾病治疗的最根本手段，严格控制血糖可明显减少蛋白尿的出现，避免进展为明显肾病。糖尿病肾病患者的血糖控制应遵循个体化原则。一般患者糖化血红蛋白应在 7% 以下，中老年患者糖化血红蛋白可以为 7%~9%。

2. 控制血脂。当糖尿病肾病患者的低密度脂蛋白胆固醇 >3.38 毫摩 / 升，甘油三酯 >2.26 毫摩 / 升时，需要启动降脂治疗。

3. 控制血压。高血压在糖尿病肾病中不仅常见，也是导致糖尿病肾病的重要因素。控制血压是防止糖尿病肾病发生及延缓进程的重要手段。糖尿病患者血压控制标准为 140/90 毫米汞柱，年轻或合并肾脏病变的患者血压控制标准为 130/80 毫米汞柱。

4. 安全用药。肾功能不全患者优先选择从肾脏排泄较少的降糖药物，部分口服降糖药物需要根据肾脏损伤程度调整剂量，肾功能不全患者慎用或禁用二甲双胍类药物，以防乳酸性酸中毒，严重肾功能不全患者宜采用胰岛素治疗，药物的选择及用法要咨询专业医生，避免使用伤肾药物。

5. 改变生活方式。坚持糖尿病饮食、戒烟、配合适当运动、合理控制体重，对于防治糖尿病肾病都有积极作用。

6. 定期体检。糖尿病患者要把尿蛋白、血尿酸及血、尿肌酐的检查列为常规复查项目，以便早发现、早治疗，更好地降低肾衰竭风险。

180 低血糖发生时该如何处理？

扫一扫，听音频

尽快补充葡萄糖或含糖食物。如果患者意识不清，立即就医。

低血糖的初始症状一般表现为心慌、出汗、手抖、头晕、饥饿、烦躁、全身无力等，如此时不处理，血糖继续下降，可能会出现精神改变的表现，如多话、答非所问、异常兴奋、出现幻觉、神志不清、发呆等，再持续下去可能会失去知觉、抽搐、昏迷等。

低血糖的症状有时不好判断，但是切记一点，只要糖尿病患者有异常的、不舒服的感觉，或者家人发现糖尿病患者有异常言行举止等，那患者就应立即测一下血糖，如果没有条件立即测血糖，也可进食一些含糖食物，看症状是否缓解。但是进食必须在患者意识清楚的时候进行，如果患者出现昏迷、意识不清的症状，最好立即送往医院。

建议糖尿病患者随身携带健康卡片。健康卡片是根据糖尿病患者自己的病情制作的，在发生意外的情况下，可以帮助糖尿病患者脱离危险。

糖尿病自我保健卡

姓名：_____   年龄：_____

家庭住址：_____   紧急联系人电话：_____

就诊医院：_____   医生：_____

所得糖尿病类型：_____   医生联系电话：_____

口服药物类型及用量：_____

胰岛素类型及用量：_____

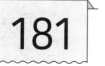

181 如何预防
夜间低血糖？

监测血糖，调整药物，适当加餐。

在凌晨 3：00 加测血糖可以及时发现夜间低血糖。如果糖尿病患者夜间出现手抖、心慌、出汗、饥饿等症状，要及时检测血糖，了解血糖情况，减少夜间低血糖昏迷的风险。预防夜间低血糖，建议做到以下几点。

1. 调整口服降糖药物。遵医嘱减少睡前或晚餐前口服降糖药物的用量，或改用低血糖风险较小的降糖药物。

2. 减少睡前胰岛素用量。如果夜间低血糖反复发作，建议减少睡前中、长效胰岛素的用量。如果患者睡前注射中效胰岛素，建议改用长效胰岛素，如地特胰岛素或甘精胰岛素。

3. 适当加餐。在控制进食总量的前提下，晚餐可以少吃一点，睡前少量加餐，如吃两块饼干或喝一杯牛奶，预防夜间低血糖的发生。

4. 监测睡前血糖。规律监测睡前血糖，如果发现血糖偏低，应减少睡前胰岛素或口服降糖药物用量，也可适当加餐来预防夜间低血糖。

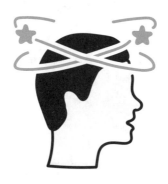

182 血糖低但没有症状可以不处理吗？

不可以。

无症状性低血糖发生时缺乏交感神经兴奋症状，患者没有不适感，如果不及时处理，血糖还有可能进一步降低，有可能导致患者出现低血糖昏迷。低血糖反复发作或持续时间较长时会导致脑水肿、脑神经元变性坏死，引起永久性脑功能障碍甚至死亡。所以，没有症状的低血糖危害可能更大，更需要关注和处理。

183 餐后 2 小时血糖高，下一次餐前发生低血糖怎么办？

调整饮食结构。

这种情况多表现为饮食中碳水化合物含量过多，蛋白质、脂肪含量过少，可调整饮食结构，以稳定血糖。也可以将一餐中的一部分食物挪后作点心食用。

184 为什么没有症状做 CT 检查也会发现脑梗死灶？

扫一扫，听音频

小病灶症状不明显，不易被察觉。

有不少糖尿病患者并没有脑梗死的症状，如肢体活动不利、言语不利、口角歪斜等，但是在做头颅 CT、磁共振等检查时会发现病灶。这主要是因为糖尿病容易引起微小血管病变，出现一些小的病灶，但没有影响到大脑的主要功能，所以没有明显症状，平时不易察觉。但在进行 CT、磁共振检查时，细微的问题有可能被医生观察到。

185 每年输液 1~2 次能预防脑血管疾病吗？

扫一扫，听音频

每年输液 1~2 次并不能预防脑血管疾病。

静脉输液使药物直接进入血液循环，起效比较快，但作用时间相对较短，不如长期规律口服药物。静脉输液一般用于已发现的脑血管疾病急性期的治疗，很少用于预防及长期治疗。还需要注意的是，静脉输液对周围静脉有一定损伤，还可能出现静脉炎等并发症。

186 糖尿病患者胸痛就是心绞痛吗？

扫一扫，听音频

胸痛不一定都是心绞痛。

许多非心脏疾患也可以引起胸痛，常见的有主动脉夹层、肺栓塞、胸膜炎、肺炎、带状疱疹、肋间神经炎等。不同疾病引起的胸痛有其各自的特点。主动脉夹层十分凶险，常在胸骨后出现撕裂样的疼痛；肺炎、肺栓塞除了胸痛还伴有呼吸困难、咳嗽咳痰、口唇发紫等不适；胸膜炎导致的胸痛会随着深呼吸而加重；带状疱疹和肋间神经炎导致的胸痛常呈刀割、火烧样，且沿着肋骨间分布。正是因为有这么多可能导致胸痛的疾病，所以医生需要借助多种检查手段来进行排除和鉴别。

187 糖尿病患者觉得胸闷憋气，但心电图没问题是怎么回事？

扫一扫，听音频

有很多原因会引起胸闷憋气，如心脏疾病、肺部疾病、颈椎病、情绪不佳、室内空气不流通等。此外，糖尿病微血管病变、糖尿病自主神经病变也都可能引起心脏问题，但这些问题可能无法通过心电图表现出来。而且，心电图反映的是做心电图当时心脏的情况，如果做心电图时胸闷憋气症状已经缓解，那么心电图也不会有异常表现，所以必要时最好做24小时动态心电图，以捕捉异常的心电图。

188 患糖尿病性骨质疏松，如何有效补钙壮骨？

扫一扫，听音频

患严重骨质疏松应及时就医，骨量减少可从膳食中适量补钙。

据有关统计，约 50% 的糖尿病患者患有骨质疏松。糖尿病患者可以到医院检查，评估骨密度减低的严重程度。当患严重骨质疏松时，应该在医生指导下进行治疗，如补充维生素 D、钙剂等。如果只是骨量减少，还没有发展到骨质疏松，建议从膳食中补充钙。《中国居民膳食指南（2022）》推荐成人每日钙摄入量为 800 毫克。

饮食补钙要点

1. 多食用含钙量高、吸收好的食物。糖尿病患者补钙首选牛奶、酸奶、奶酪等，虽然它们的含钙量不是最高的，但是钙的吸收是最好的。此外，海米、虾皮、鱼类、贝类等含钙量较高，大豆、豆腐干、坚果、芝麻酱、紫菜等也是膳食钙的重要来源。

2. 维生素 D 促进钙的吸收，补钙的同时要补维生素 D。平时多进行日光浴，增加户外活动，能提高体内维生素 D 的含量，提升补钙效果。

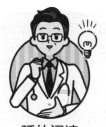

延伸阅读

不推荐用骨头汤补钙

骨头本身确实含钙，但是里面的钙很难溶解出来，单纯喝骨头汤达不到补钙的效果。

如果把骨头敲碎烹调，再适当加点醋，可促进钙质溶出，但效果也很有限，不推荐。

第八章

特殊人群篇

儿童、妊娠期、老年糖尿病患者如何调养？

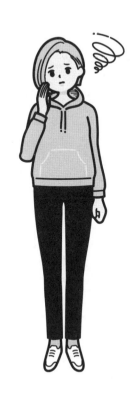

一图读懂本章要点

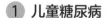 **① 儿童糖尿病**

不全是 1 型糖尿病

容易被误诊、漏诊

控好血糖可以上学

病情稳定，可结婚生育

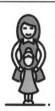

特殊患者调养

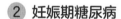 **② 妊娠期糖尿病**

80% 可通过饮食和运动控制，大部分"糖妈妈"可生下健康宝宝

胰岛素不通过胎盘，可放心使用

90% 患者的血糖产后能恢复正常

产后至少每 3 年测一次血糖

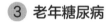 **③ 老年糖尿病**

控制目标放宽松点

因活动量少，需控制饮食量

清淡饮食

189 儿童糖尿病都是 1 型糖尿病吗?

扫一扫，听音频

不全是。

儿童糖尿病大多数是 1 型糖尿病，但近些年患 2 型糖尿病的儿童有明显增多的趋势。儿童患 2 型糖尿病可能与遗传、常进食高脂高糖类快餐食品和大量含糖饮料、喜欢长时间静坐看电视或玩游戏、活动少、肥胖等因素有关。

190 父母患有糖尿病，子女一定会患糖尿病吗?

扫一扫，听音频

风险高，但并不是必然结果。

糖尿病确实有遗传因素，父母患有糖尿病，其子女患糖尿病的风险显著升高，属于患糖尿病的高危人群。但是，在糖尿病的发病机制中，遗传因素的作用是有限的，起决定作用的是后天的环境因素。

有遗传因素不可怕，保持健康的生活方式，就可以远离糖尿病。遗传因素只是装上了"火药"，是环境因素扣动了"扳机"。

191 年纪这么小就得了糖尿病，会影响预期寿命吗？

扫一扫，听音频

糖尿病可能会缩短患者的预期寿命。

既往研究显示，1型糖尿病可能会缩短患者的预期寿命。但是近年来随着医学的发展，1型糖尿病患者的存活率有所提高，他们的预期寿命也大大提高。1型糖尿病患者做好血糖管理，可以实现血糖平稳，并发症推迟或不发生，从而实现寿命延长。

192 儿童糖尿病为什么容易被误诊？

扫一扫，听音频

发病隐匿，容易被误诊为其他疾病。

近年来，儿童糖尿病发病率呈明显上升趋势，但由于发病隐匿，2型糖尿病往往很难在早期察觉，只有做血糖筛查才能确诊；而1型糖尿病发病很急，将近1/3的患儿等到出现了酮症酸中毒昏迷才第一次到医院就诊。

腹痛、腹泻，容易被误诊为急性胃肠炎、急性阑尾炎等；发热、呼吸困难，容易被误诊为呼吸道感染、支气管炎等；嗜睡犯困，容易被误诊为中枢神经系统感染等。

糖尿病患儿能正常上学吗？

糖尿病患儿控制好血糖可以正常上学。

糖尿病患儿在学校期间的注意事项

学会监测血糖和注射胰岛素，其中注射器的使用和皮肤消毒是学习重点。

了解低血糖，懂得自救，糖块、零食不离身。

熟练掌握应该吃什么、怎么吃。

糖尿病患儿的饮食安排

1. 6~12 岁患者每天饮食总热量宜在 900~2000 千卡，13~18 岁患者每天饮食总热量宜在 1200 千卡以上。

2. 儿童对蛋白质的需求量较大，每天蛋白质的摄入量应占总热量的 15%~20%。建议摄入容易消化吸收的优质蛋白质。

3. 每天胆固醇的摄入量要低于 300 毫克。肉类应多选择鱼类，尤其是海鱼，其脂肪含量少，且多为不饱和脂肪酸，对儿童的生长和发育很有帮助。

4. 可以将粗杂粮、薯类作为主食。每天的蔬菜（包括菌藻类蔬菜）摄入量不少于 500 克。

5. 每天进食五六次，即三次正餐和两三次加餐，总热量的计算要包括加餐部分。

194 糖尿病患儿参加中考和高考体检需要注意什么？

做好长期血糖管理，并在体检前三天严格管理血糖。

中考和高考体检的项目里，包括眼科（如视力、色觉、眼病等）、内科（如血压、发育情况、心脏及血管、呼吸系统、神经系统、腹部脏器等）、外科（如身高、体重、皮肤、面部、颈部、脊柱、四肢、关节等）、耳鼻喉科（如听力、嗅觉、耳鼻咽喉等）、口腔科（如唇腭、口吃等）、肝功能检查等。简单来说，糖尿病患儿容易出现血糖变化、视物模糊、肝肾功能下降等。糖尿病患儿应做好长期血糖管理，并在体检前三天严格管理血糖，把血糖控制在正常范围内。

195 糖尿病患儿长大后能结婚生育吗？

糖尿病患者经过合理治疗，病情稳定，无急性及严重并发症，是可以结婚生育的。有并发症的患者建议先前往医院的相关科室咨询，在医生的建议下优生优育。

影响糖尿病患者结婚生育最重要的因素不是糖尿病这个病因，而是病情。女性糖尿病患者妊娠前务必做孕前咨询、检查。妊娠期间尽量避免应用口服降糖药，严格控制血糖。按时到医院进行孕期检查，观察胎儿在宫内的发育情况。孕期要平衡膳食，加强营养，以保证胎儿发育及母体所需。分娩时提前入院，加强围产期保健。

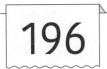

196 得了妊娠期糖尿病怎么办?

扫一扫,听音频

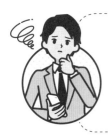

"我媳妇产检发现血糖很高,之前没查过血糖,这是以前血糖就高,还是怀孕导致的呢?这严重吗?对孕妇和孩子有没有影响?该如何控制?"

80% 的妊娠期糖尿病可通过饮食管理和适当运动得到控制,只要及时有效地实施干预,大部分"糖妈妈"能生下健康的宝宝。

妊娠期糖尿病筛查

在妊娠 24~28 周进行 75 克口服葡萄糖耐量试验(OGTT)。

空腹血糖 ≥ 5.1 毫摩 / 升

或餐后 1 小时血糖 ≥ 10.0 毫摩 / 升

或餐后 2 小时血糖 ≥ 8.5 毫摩 / 升

血糖值满足以上任何一点即可诊断为妊娠期糖尿病。

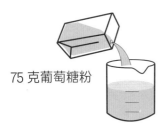

75 克葡萄糖粉

300 毫升水

注: 参考《妇产科学(第 9 版)》诊断妊娠期糖尿病时采用的标准。

管理好血糖的关键饮食措施

1. 注意热量需求。孕早期无须特别增加热量，孕中期、孕晚期可在孕前所需热量的基础上，每天分别增加 300 千卡、450 千卡的热量。

2. 食用血糖生成指数低的主食。减少精白米面的摄入，增加燕麦、荞麦、糙米、红豆、绿豆等粗粮的摄入，这些食物富含膳食纤维，有助于延缓血糖升高速度。

3. 尽量不吃甜食。饼干、蛋糕、面包、甜饮料等，进食后容易使血糖迅速升高，尽量不吃。一些标注了"无糖"的食品，也不能任性吃。

4. 适当限制水果摄入量。每天水果摄入量以不超过 200 克为宜，并且尽量选择含糖量低的苹果、草莓、猕猴桃、柚子等品种。最好在两餐之间吃水果，以免引起血糖的大幅波动。

增加运动量

每周锻炼 3~5 次，每次可持续锻炼 15 分钟，然后休息 5~10 分钟，再继续锻炼 15 分钟。运动强度按照孕妈妈的身体承受能力来定，以稍微有点累的程度为宜。此外，饭后半小时最好不要坐着，而是要站起来活动一下，比如外出散散步、在家里走一走、做些轻松的家务，这样能及时消耗血糖，帮助控制餐后血糖。

每天监测血糖

一般每天测 4 次血糖，起床后测空腹血糖，早餐、午餐、晚餐后测餐后 2 小时血糖。妊娠期糖尿病的控制目标是：孕妇无明显饥饿感，空腹血糖控制在 3.3~5.3 毫摩 / 升；餐前 30 分钟血糖控制在 3.3~5.3 毫摩 / 升；餐后 2 小时血糖控制在 4.4~6.7 毫摩 / 升；夜间血糖控制在 4.4~6.7 毫摩 / 升。

197 孕期打胰岛素会影响胎儿吗？

扫一扫，听音频

胰岛素属于大分子蛋白，不会通过胎盘，不会对胎儿造成影响，孕妈妈可以放心使用。

怀孕期间，无论患哪种类型的糖尿病，如果单纯控制饮食、增加运动量不能使血糖达标，就需要进行胰岛素治疗。人胰岛素优于动物胰岛素，不会影响胎儿健康。

198 得了妊娠期糖尿病就是终身的吗？

扫一扫，听音频

并不是。一般 90% 妊娠期糖尿病患者的血糖在产后就能恢复正常。

大多数患者的血糖在胎儿娩出后就能恢复正常。但是有少部分患者在产后仍然会保持糖尿病状态或者糖耐量减低状态。要明确是否产后还存在糖尿病，需要在分娩后 4~12 周进行口服葡萄糖耐量试验重新评估。

妊娠期糖尿病是 2 型糖尿病的高危因素，产后血糖即使恢复正常，仍然建议患者至少每 3 年检测一次血糖。

199 老年糖尿病患者血糖控制在多少合适？

老年人的血糖控制标准可以适当放宽。

老年人的血糖控制标准可以适当放宽，不要跟年轻人比，以免发生低血糖，对身体造成伤害。老年糖尿病患者空腹血糖应<7.2毫摩/升，睡前血糖应<8.3毫摩/升，糖化血红蛋白维持在7.5%左右即可；有并发症、生活不能自理者，空腹血糖应<8.3毫摩/升，睡前血糖应<10.0毫摩/升，糖化血红蛋白维持在8%~8.5%也是允许的。

200 老年糖尿病患者怎么控制饮食？

1. 主食粗细粮搭配，副食荤素搭配。

2. 烹调时用油量力求最少，以植物油为主，尽可能减少动物油的摄入。

3. 食物不可烹调得过咸，尽量做到低盐清淡。

4. 食物宜加工得软而烂，但要减少糊化。食物的色、香、味、形等感官性状要好，同时要适当照顾老年人的饮食习惯，以刺激食欲。

5. 尽可能选用低脂奶制品，如选用酸奶尽量选用无糖脱脂酸奶。

6. 忌食肥肉、荤油等高脂食物，多食豆类及新鲜蔬菜，增加膳食纤维摄入。